解码结核病

呼吸系统结核病

詹 强　李柏颖　主编

Tuberculosis of Respiratory System

浙江省疾病预防控制中心
浙江省中西医结合医院（杭州市红十字会医院）
浙江省防痨协会
组织编写

浙江科学技术出版社·杭州

版权所有　侵权必究

图书在版编目(CIP)数据

呼吸系统结核病 / 浙江省疾病预防控制中心,浙江省中西医结合医院(杭州市红十字会医院),浙江省防痨协会组织编写;詹强,李柏颖主编. —杭州:浙江科学技术出版社,2023.12

(解码结核病)

ISBN 978-7-5739-0689-2

Ⅰ.①呼… Ⅱ.①浙… ②浙… ③浙… ④詹… ⑤李… Ⅲ.①呼吸系统疾病-结核病-诊疗 Ⅳ.①R521

中国国家版本馆CIP数据核字(2023)第115143号

书　　名	解码结核病　呼吸系统结核病
组织编写	浙江省疾病预防控制中心　浙江省中西医结合医院(杭州市红十字会医院)　浙江省防痨协会
主　　编	詹　强　李柏颖
出版发行	浙江科学技术出版社 杭州市体育场路347号　邮政编码:310006 办公室电话:0571-85176593 销售部电话:0571-85176040
排　　版	杭州兴邦电子印务有限公司
印　　刷	杭州高腾印务有限公司
开　　本	880 mm×1230 mm　1/32　　印　张　4.125
字　　数	69千字
版　　次	2023年12月第1版　　　　印　次　2023年12月第1次印刷
书　　号	ISBN 978-7-5739-0689-2　定　价　48.00元

责任编辑　唐　玲　陈淑阳　　　　　责任校对　张　宁
责任美编　金　晖　　　　　　　　　　责任印务　吕　琰
插　　图　张勐媛

如发现印、装问题,请与承印厂联系。电话:0571-57898610

编写委员会

丛书主审 王 桢 蒋健敏

丛书总主编 王晓萌 陈 彬

丛书副主编 潘军航 詹 强 李柏颖

组 织 编 写 浙江省疾病预防控制中心

浙江省中西医结合医院（杭州市红十字会医院）

浙江省防痨协会

主 编 詹 强 李柏颖

副 主 编 甄利波 花海波

编 写 人 员 詹 强 李柏颖 甄利波 花海波 王慧杰

韩益明

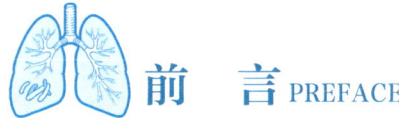

前 言 PREFACE

结核病是一种古老的疾病,已伴随人类几千年。在德国出土的新石器时代人类遗骸中就发现了颈椎结核的存在,中国湖南长沙马王堆汉墓中的辛追夫人生前可能也患有肺结核。

曾经的"白色瘟疫"

结核病在我国古代被称为"痨病",而肺结核被称为"肺痨"。东汉著名医学家张仲景的《金匮要略》中就有"虚劳""马刀""侠瘿"的记载,它们分别是晚期结核病、腋下淋巴结结核、颈部淋巴结结核的症状,但中医一直没有治疗结核病的有效方法。

结核病患者往往面色苍白或潮红,身体娇弱纤瘦,近代西方文人曾经追捧这种病态。实际上,结核病的危害是巨大的,它可以导致患者消瘦、乏力,甚至丧失劳动能力,同时其传染性还会给社会带来沉重的负担。由于大多数结核病患者面色苍白,身体消瘦、乏力,结核病还曾被冠以"白色瘟疫"之名,被认为是不治之症。

从古至今的斗争

自古以来,民间出现了无数治疗结核病的偏方。现在看来,这些偏方甚至有点儿荒唐,其中又以鲁迅先生笔下治疗肺痨的血淋淋的人血馒头尤其让人触目惊心。实际上,18世纪以前,人类在与结核病的斗争中一直是失败的,因为人类一直没有正确认识结核病。公元前的古希腊医学家希波克拉底认为结核病是最常见的致死性疾病,并警告医者远离晚期结核病患者。

1546年,一位意大利医生提出现代传染病理论,认为结核病是由肉眼看不到的微粒引起的。到了17世纪,医生通过对尸体的解剖,认识了结核结节。1720年,一位英国医生推测结核病是由一种微小生物引起的,认为与结核病患者接触后就会发生感染。1839年,一位德国医学教授将该疾病命名为"结核病"。1865年,一位法国军医证实了结核病能通过人传染给牛和兔子,并在兔子之间传播。直到1882年,德国医学家罗伯特·科赫通过显微镜发现了结核分枝杆菌,才认识到结核病的元凶是这小小的细菌。因为1882年3月

24日为宣布发现结核分枝杆菌的日子,所以每年的3月24日被定为"世界防治结核病日"。

发现了结核分枝杆菌,即吹响了向结核病进攻的号角。1921年,法国科学家卡尔梅特和介朗成功试制出预防结核病的卡介苗,使人类看到了一丝胜利的曙光。但第一种战胜结核病的武器——链霉素则出现在1943年。1945年,美国生物学家瓦克斯曼与梅奥诊所的医生合作,用链霉素治疗结核病并取得成功。后来,由于异烟肼、利福平等药物的相继问世,以及20世纪70年代提出的短程化疗的成功,结核病曾一度得到有效控制。

新形势下的新问题

20世纪后期,由于人口流动、贫困人口增加、艾滋病传播等因素,结核病再次成为一个严重的世界性问题。世界卫生组织(WHO)于1993年宣布全球处于结核病紧急状态,于1998年再次提出:遏制结核病行动刻不容缓。实际上,全世界有近1/3的人(约20亿人)感染过结核分枝杆菌,80%的结核病感染者集中在印度、中国、南非、俄罗斯、秘鲁等22个国家。

2020年发布的全球结核病报告显示,在全球8个结核病高负担国家中,中国排第三。2020年发布的研究报告显示,我国15岁以上人群结核潜伏感染率为20.3%,估算约有2.5亿人曾感染结核分枝杆菌,我国每年新发的结核病患者为83.3万例,每年约有3万人死于结核病,因此我国结核病防控形势依然严峻。

特别要指出的是,抗结核药物作为抗生素,长期持续应用的话,会不可避免地出现耐药现象。随着近年来耐药结核病(对常用抗结核药物耐药)患者的增多,结核病的控制难度大大增加。目前,结核病的防治得到世界范围内的重视,世界卫生组织提出:到2035年终止结核病,将发病率降到十万分之十以内,到2050年最终消灭结核病。目标美好,但任重道远,为了达到这个目标,提高全民对结核病的认知势在必行。

结核病就在身边

很多结核病患者确诊后会有诸多疑问:"我怎么会得结核病?我一点儿症状也没有啊,既不咳嗽,也不发热。""结核病不是已经被消灭了吗?""怎么骨头也会得结核病?"……大家都听说过结核病,但往往没有深入了解过,对结核病既熟悉又陌生,甚至很可能由于记忆偏差,把结核病和麻风等濒于绝迹的疾病相混淆,所以对结核病有这么多疑问。

实际上,结核病就在我们身边,它并不遥远,但很容易被我们忽视。认识结核病,了解结核病,对自身以及整个社会的结核病控制非常重要。曾有一位患者痛心地说:"建议医务人员联名请求卫生部门,禁止人们随地吐痰。"他在得结核病之后,了解到结核病的传播途径,意识到"禁止随地吐痰"的重要性。其实我们从小就被教导"不要随地吐痰",但有多少人能真正意识到它的重要性呢?

因此,让民众正确认识结核病、提高全民对结核病的认知已成为结核病防治的当务之急。

除了毛发、指甲外,人体的其他部位都会感染结核分枝杆菌,从而导致发病。"解码结核病"系列丛书针对目前常见的结核病展开论述,共有《解码结核病 呼吸系统结核病》《解码结核病 消化系统结核病》《解码结核病 泌尿生殖系统结核病》《解码结核病 中枢神经系统、淋巴系统结核病》《解码结核病 骨结核病》5册。

本书主要介绍呼吸系统结核病,从呼吸系统结核病的常见临床表现着手,相对深入地解释了呼吸系统结核病的发病机制、常用的检查手段和意义,以及呼吸系统结核病的治疗方法,最后就呼吸系统结核病的预防、预后以及读者关心的问题进行了阐述或解答。

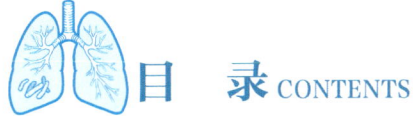

目 录 CONTENTS

第1章 认识呼吸系统结核病　1
第一节　结核病的元凶——结核分枝杆菌　4
第二节　肺结核　10
第三节　结核性胸膜炎　19
第四节　结核性心包炎　23

第2章 呼吸系统结核病的相关检查手段　31
第一节　肺结核的相关检查手段　33
第二节　结核性胸膜炎的相关检查手段　45
第三节　结核性心包炎的相关检查手段　53

第3章 呼吸系统结核病的诊断过程　61
第一节　肺结核的诊断　63
第二节　结核性胸膜炎的诊断　68
第三节　结核性心包炎的诊断　72

第4章　呼吸系统结核病的治疗方法　75

第一节　药物治疗　77

第二节　治疗期间的检查　86

第三节　并发症的治疗　88

第四节　营养治疗　94

第五节　呼吸系统结核病的预后　96

第5章　呼吸系统结核病的日常生活指导　97

第一节　了解结核病的基本防治知识　99

第二节　加强健康生活习惯的管理　100

第三节　合理隔离,加强防护　102

第6章　结核病的预防　105

第一节　卡介苗接种　107

第二节　识别结核潜伏感染　108

第三节　结核潜伏感染的高危人群和重点人群　109

第四节　结核潜伏感染的预防性治疗　111

附录　呼吸系统结核病常见问题　114

第 1 章

认识呼吸系统结核病

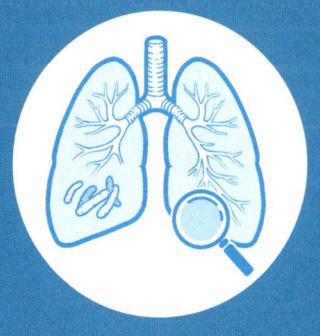

顾名思义，呼吸系统结核病是指发生在人体呼吸系统的结核病，简称呼吸系统结核。呼吸系统由呼吸道和肺组成。呼吸道包括鼻、咽、喉、气管和支气管等。通常称鼻、咽、喉为上呼吸道，气管和各级支气管为下呼吸道。肺由肺实质和肺间质组成，前者包括支气管树和肺泡，后者包括结缔组织、血管、淋巴管、淋巴结和神经等。

呼吸系统的主要功能是进行气体交换，即吸入氧气，呼出二氧化碳。此外，呼吸系统还有发音、嗅觉、神经内分泌、协助静脉血回流入心脏和参与体内某些物质的代谢等功能。充分了解呼吸系统结核病，可以加深对疾病的认识，从而可以更好地配合医生进行治疗。同时，了解结核分枝杆菌是如何传播及如何致病的，不仅可以帮助我们规范日常生活中的卫生习惯，而且对结核病的防治也有重大意义。

呼吸系统结核病中肺结核最为常见，主要经空气及飞沫传播，其次为结核性胸膜炎。结核性胸膜炎、结核性心包炎等多在肺结核基础上通过血液循环及淋巴循环播散感染。结核性心包炎属于浆膜腔结核病，病变位于胸腔，因此将它与呼吸系统结核病放在一起讲解。

呼吸系统结构示意图

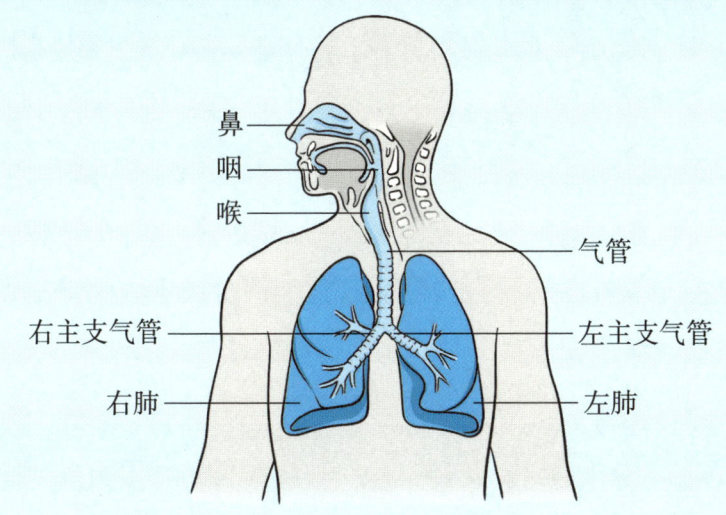

呼吸系统由呼吸道和肺组成。呼吸道包括鼻、咽、喉、气管和支气管等。

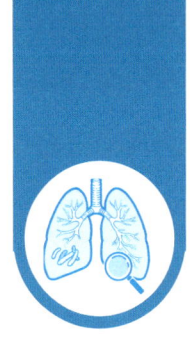

第一节 >>>
结核病的元凶——结核分枝杆菌

首先简单认识一下结核病的元凶——结核分枝杆菌。结核分枝杆菌,简称结核杆菌,在细菌分类学上属厚壁菌门裂殖菌纲放线菌目分枝杆菌科分枝杆菌属。

结核杆菌抗酸染色后的形态

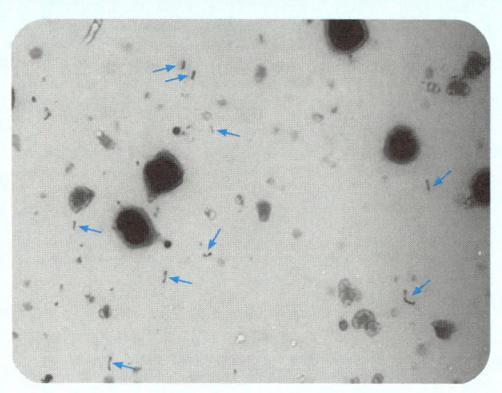

用抗酸染色法染色后,结核杆菌在光学显微镜下的典型形态是略弯曲的细长杆状。图中箭头指示的就是结核杆菌。

结核分枝杆菌可分为人型结核分枝杆菌、牛分枝杆菌、非洲分枝杆菌、田鼠分枝杆菌,其中引起人类结核病的主要为人型结核分枝杆菌。

结核杆菌的特点

我们先简要了解一下这个"元凶"的一些特点。大家一定要牢牢地记住这些知识点,所谓"知己知彼,百战不殆",只有了解结核杆菌的特点,才能更好地理解后面涉及的检查手段以及治疗方法,从而更好地理解医生的意图,并积极配合医生进行治疗。结核杆菌主要具有以下几个特点:

不易着色

结核杆菌细长,略弯曲,两端圆钝,分枝生长,染色时一般不易着色,但经过加温或者延长染色时间而着色后,又能抵抗强脱色剂盐酸酒精的脱色,故又称抗酸杆菌。临床上,当医生怀疑患者感染了结核杆菌时,首先会让患者做痰涂片抗酸染色(这项检查利用了结核杆菌的抗酸特性)。我们平时在痰涂片抗酸染色的检验单里看到的"1+""2+"是指在显微镜下观察到的结核杆菌的数量。"+"前的数字越大,说明显微镜下所观察到的结核杆菌越多,换句话说,就是患者的传染性越强。在这里要提醒一下,做痰涂片抗酸染色时未观察到结核杆菌并不代表患者没有传染性。若样本中结核杆菌数量相对较少,则做痰涂片抗酸染色时可能不易观察到结核杆菌。

生长缓慢

结核杆菌生长缓慢,培养4~6周后才能出现肉眼可见的菌落,所以培养检查报告一般要在2个月后出来。如果还要做药敏试验,则出报告的时间需要再往后延1个月,这给实际的临床工作带来了极大的不便。

抗干燥、寒冷、酸、碱,但不耐热

结核杆菌生长缓慢,但其抵抗力强,对干燥、寒冷、酸、碱有较强的抵抗力,在阴湿环境中也能存活数月之久。但它不耐热,经过焚烧即可被杀灭,且能在3分钟内被70%的酒精杀灭。另外,煮沸5分钟或用紫外线照射30分钟也能有效杀灭结核杆菌。

知道结核杆菌的这些特点,有助于我们开展临床及日常的消毒、隔离工作。焚烧、喷洒酒精、煮沸以及紫外线照射都是消毒灭菌的有效手段。

结核病传播的三要素

当谈到一种传染病的时候,首先会从传染源、传播途径、易感人群这三个方面对其进行大致介绍。这三个方面被称为传染病传播的三要素。结核病作为一种传染病,也有三要素。

传染源

结核病的传染源主要为肺结核患者,尤其是痰涂片抗酸染色阳性的患者。肺外结核患者一般无传染性,因此在结核病的防治过程中,对肺结核患者采取相应的隔离措施显得尤为重要。

传播途径

结核病的传播途径主要为呼吸道传播(常见的是飞沫传播)。活动性肺结核患者吐痰或者大声说话都可能导致带有结核杆菌的飞沫飘浮在空气中。这些结核杆菌被易感者吸入的话就可能导致结核感染。其他传播途径还有消化道传播,如饮用未消毒的牛奶可导致肠结核,但这种现象现在比较少见;接触传播,更是少有报道。

结核杆菌的传播

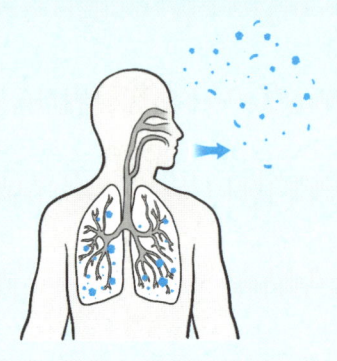

❶ 活动性肺结核患者吐痰或者大声说话,释放出带有结核杆菌的飞沫。

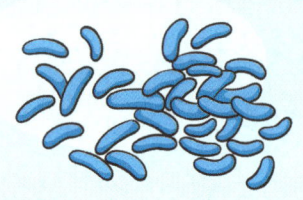

❷ 结核杆菌在空气中存活。

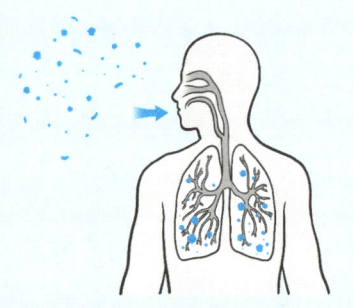

❸ 易感者暴露在有结核杆菌的环境中,吸入结核杆菌。

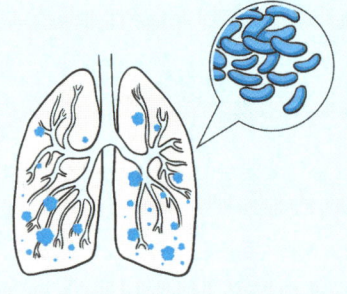

❹ 感染结核杆菌后有发病的可能。

易感人群

人群普遍易感,老年人、幼儿、免疫力低下者更容易感染结核杆菌。因此,这里有必要强调一下,为了家人以及周围其他人的健康,咳嗽、打喷嚏时要遮掩口鼻,不要随地吐痰,特别是肺结核患者,更不能随地吐痰。

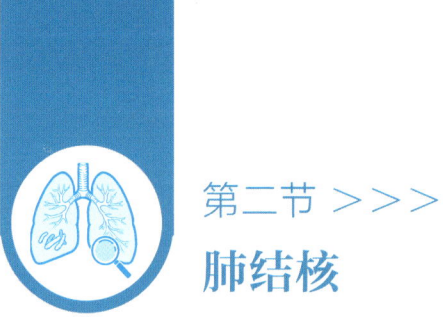

第二节 >>>
肺结核

肺结核是最常见的结核病,占结核病发病总数的80%。

感染是如何发生的

在我国,80%~90%的结核感染是通过呼吸道传播而发生的。会排菌的肺结核患者在咳嗽、吐痰、打喷嚏、说话或大笑时喷出温暖潮湿的液滴(飞沫),从而将结核杆菌播散到空气中。当含有结核杆菌的飞沫或气溶胶被抵抗力较差的人吸入后,感染就发生了。所以,呼吸系统最先感染结核杆菌。同时,因为肺泡的总面积远远大于支气管的总面积,所以结核杆菌一般先感染肺部,而支气管结核往往继发于肺结核。

当然,不是所有接触过结核杆菌的人都一定会患结核病。感染结核杆菌后是否会成为结核病患者,主要与传染源排出的结核杆菌数量、空间内结核杆菌微滴的密度、室内通风情况、接触的密切程度和接触的时间长短,以及个体免疫力状况有关。

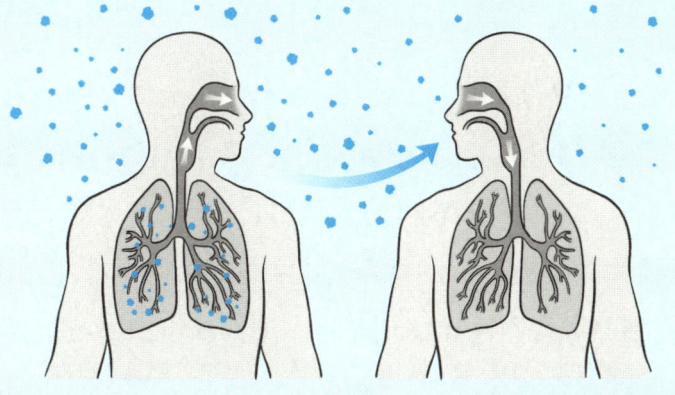

感染的发生过程

❶ 会排菌的肺结核患者通过喷射飞沫,将结核杆菌播散到空气中。
❷ 抵抗力较差的人吸入带有结核杆菌的飞沫或气溶胶,感染就发生了。

一般情况下,机体能够依靠自身免疫力抑制结核杆菌的活性和增殖速度。但若免疫力低下,则人体无法有效抑制结核杆菌的活性和增殖速度,发生大部分人所熟悉的结核病,也就是"活动性结核"。婴幼儿、老年人、过度劳累者、孕妇、产妇、营养不良者、长期使用免疫抑制剂者及其他免疫功能受损者(如艾滋病患者、器官移植术后患者、硅肺患者、糖尿病患者等)都是结核病的易感人群。

结核杆菌是如何致病的

初次感染结核杆菌,称为原发感染。大部分初次感染都发生在儿童时期。儿童吸入空气中含有结核杆菌的飞沫或气溶胶后,结核杆菌就会经过气管进入肺组织。肺组织中有一类被称为巨噬细胞的细胞,它类似真空吸尘器,可以吸除尘粒、细菌等病原体和细胞碎片。进入肺组织的结核杆菌也会被巨噬细胞吸除,但不会被杀灭。巨噬细胞内的结核杆菌仍然会继续生长、繁殖。由于结核杆菌的数量增加,巨噬细胞会发生破裂,释放出结核杆菌,进而感染及破坏更多的巨噬细胞。通过胸部CT检查我们可以观察到的肺部病灶,包括结节、渗出、空洞、纤维条索等。

结核杆菌的感染不会止步于局部病灶及只沿支气管传播。人体内有一套淋巴系统,它由淋巴管、淋巴组织和淋巴器官组成。淋巴管含有淋巴液,像血管一样遍布全身。淋巴系统中的淋巴细胞是机体的重要防御卫士,具有对抗外来细菌、保护身体的作用。在感染初期,结核杆菌可以通过淋巴管传播到支气管肺门淋巴结(简称肺门淋巴结),引起肺门淋巴结肿大。在医学上,我们将通过胸部影像学检查观察到的肺部原发病灶、淋巴管炎和肿大的肺门淋巴结炎合称为原发

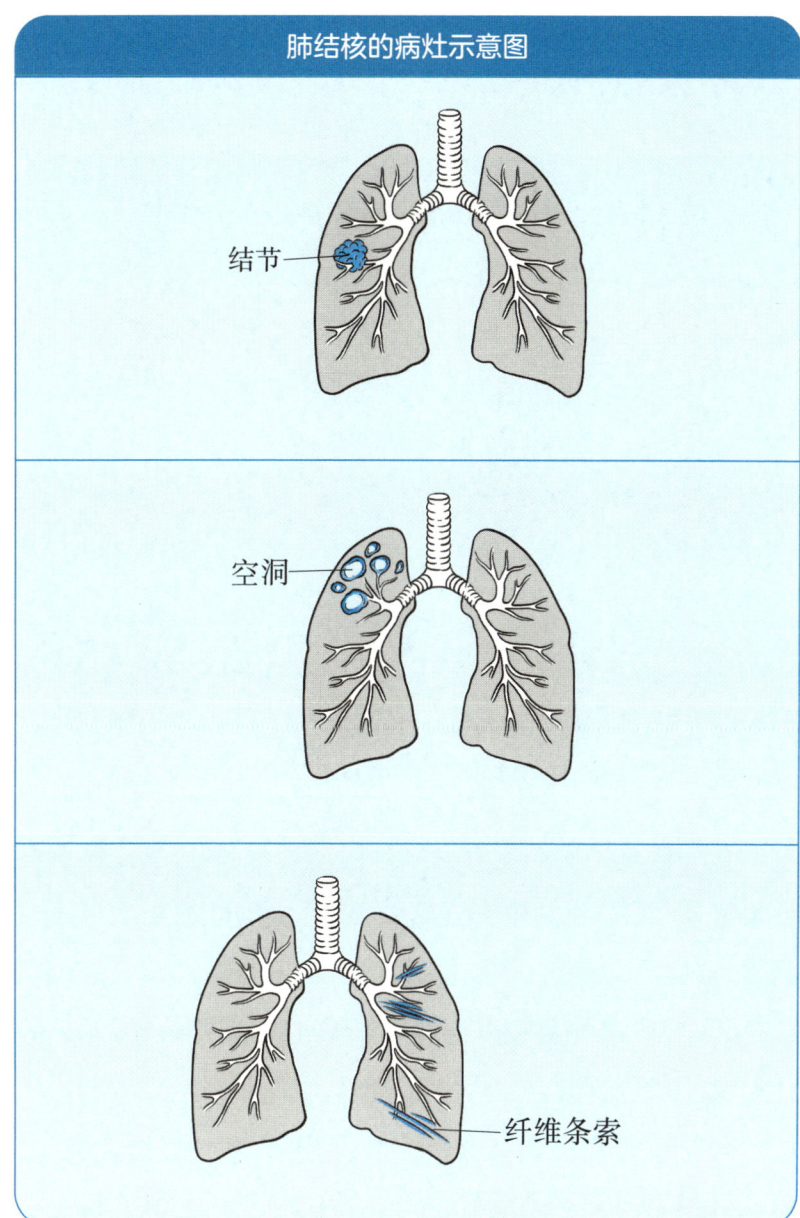

复合征。原发病灶继续扩大,可直接或经血行播散,侵犯邻近组织、器官,发生结核病。

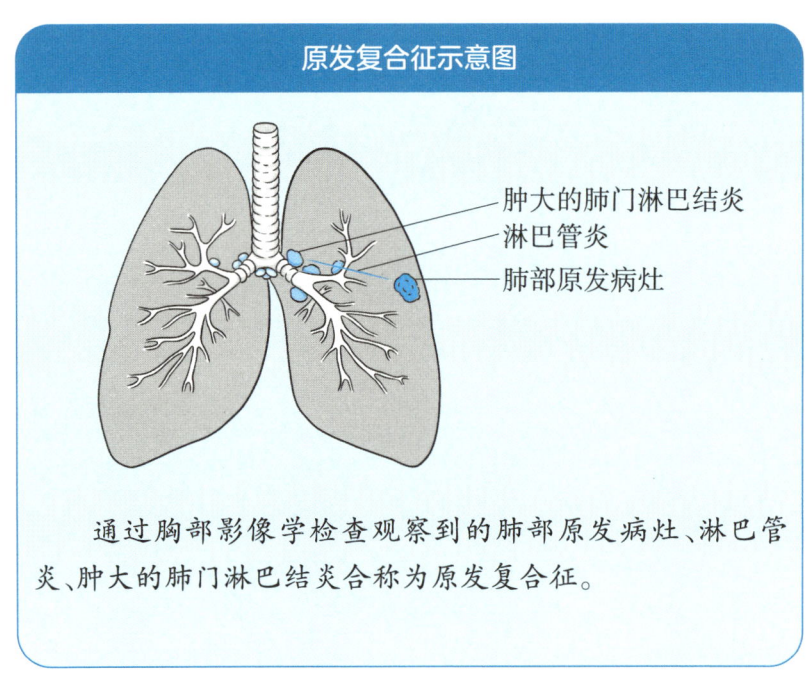

原发复合征示意图

肿大的肺门淋巴结炎
淋巴管炎
肺部原发病灶

通过胸部影像学检查观察到的肺部原发病灶、淋巴管炎、肿大的肺门淋巴结炎合称为原发复合征。

在结核感染后的数周至数月内,淋巴细胞等免疫细胞开始发挥作用,抑制结核杆菌繁殖,使原发病灶的炎症被迅速消除,或留下少量钙化灶;使肿大的肺门淋巴结缩小、纤维化或钙化;使大部分播散到全身各器官的结核杆菌被消灭,因此患者一般可自愈。

若儿童时期出现结核杆菌原发感染,则一般能够自愈,但部分患者可有残留病灶,或结核杆菌经血管、淋巴管和支气管播散,形成潜伏病灶。潜伏在身体内的结核杆菌可以停止繁殖,处于休眠状态或持续存在状态。多数细菌可以长期潜伏,甚至潜伏数十年不死亡。一般情况下,潜伏在体内的结核杆菌不会导致咳嗽、咳痰、发热等症状,因此难以被发现。但当机体抵抗力下降时,病灶内的结核杆菌可再次活跃、生长、繁殖,导致原来静止的病灶重新活动、恶化,从而使机体出现明显的临床症状。此外,与会排菌的肺结核患者接触,即外源性再感染,也可导致结核病的发生。

需要指出的是,随着健康体检的普及,很大一部分无症状结核病患者被筛查出来。这部分患者往往病灶局限且范围较小,通常通过体检或者由于其他原因被发现。此类肺结核患者经规范的抗结核治疗后,预后良好,但由于病变程度轻,病灶小,排菌量少甚至不排菌,其病情诊断存在一定难度。

肺结核常见的临床表现

结核病的表现多样,与发病者的身体状况、所感染结核杆菌的毒力、病灶的范围以及性质相关。

可表现为由结核杆菌毒素引起的全身不适症状,如发热、盗汗、倦怠等,也可表现为由结核杆菌在人体局部造成的一系列症状。

全身症状

肺结核患者常见的全身症状为发热,多表现为长期低热。因为结核杆菌生长旺盛、繁殖较快,会释放出大量毒素。清晨,人体基础代谢率低,被人体吸收的毒素较少,而午后,人体代谢能力增强,被人体吸收的毒素就会增加,因此肺结核患者的发热多从午后或傍晚开始。如果病情急剧进展,则患者会出现长时间高热,可伴有畏寒,但很少会发生寒战。同时,可伴有倦怠、乏力、消瘦、食欲减退、心悸、易激惹、面颊潮红、女性月经不调,以及头晕、失眠等症状。

咳嗽

咳嗽是一种气道反射性防御动作。结核杆菌进入肺泡后会刺激肺泡分泌黏液,黏液会刺激支气管壁,从而使机体出现防御性的咳嗽反应。肺结核引起的气道分泌物一般比较少,因此肺结核患者多表现为咳嗽无痰或有少量黏液痰,但咳嗽程度与肺结核病变范围、严重程度不一定一致。也就是说,咳嗽症状严重并不能代表肺部病变程度严重,咳嗽症状轻也不代表肺部病变程度较轻。

当肺结核患者伴有呼吸道普通细菌感染时常出现黄脓

痰，合并支气管结核时可出现刺激性、顽固性咳嗽，伴有局限性哮鸣音或者喘鸣音。部分支气管结核患者甚至以"闻及胸部异常声音"就诊，常被误诊为哮喘患者。

咯血

1/3～1/2的肺结核患者在不同时期会发生咯血，这是因为结核性炎症会导致毛细血管通透性增高。咯血表现为痰中带血丝，部分患者长期痰中带血。若位于肺结核患者空洞壁的动脉瘤破裂，则可引起大咯血。血液凝固较快，因此大咯血可导致窒息，且若不及时进行抢救，则可导致死亡。大咯血为结核病的急重症，因此当患者出现咯血症状时，特别是在咯出整口鲜血时，一定要尽快就诊。此外，咯血还可以引起结核杆菌播散，因此中大量咯血后患者会出现持续高热。这些方面患者应该加以重视。

胸痛

部位不定的胸部隐痛由神经反射引起。如果为固定性针刺样疼痛，且随呼吸和咳嗽加重，取患侧卧位时可减轻，则常常由结核病累及胸膜所致。

气急

重症结核病和高热可引起呼吸频率加快(常为自我感觉)。真正的胸闷、气急症状出现于有广泛肺部病变、胸膜增厚、肺纤维化的严重肺结核患者,特别是并发肺源性心脏病、心肺功能不全的患者。

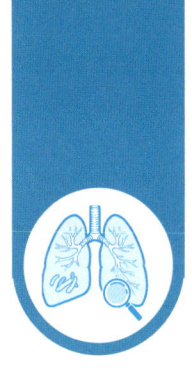

第三节 >>>
结核性胸膜炎

结核性胸膜炎,顾名思义,即由结核杆菌感染胸膜导致的炎症反应。胸膜是指衬覆在人体胸壁内面和肺表面的浆膜,分为壁层和脏层两部分。两层之间的密闭间隙称为胸膜腔。正常情况下,胸膜腔内有少量液体,这些液体起润滑作用,以减少呼吸时肺与胸腔间的摩擦阻力。

结核性胸膜炎是如何发生的

在正常情况下,胸膜腔内液体的产出和吸收处于动态平衡。机体内的结核杆菌可通过直接蔓延、血行播散或淋巴管播散三种途径侵犯胸膜,且可在胸膜上形成病灶,而机体会派出一系列免疫细胞和免疫活性物质以对抗结核杆菌。

两军交战,必有伤亡。免疫系统在抑制结核杆菌生长、繁殖的同时,也会对胸膜本身的结构和功能造成影响,具体表现为胸膜通透性增高,胸膜腔内产生的液体多于吸收的,出现结核性胸腔积液,患者会出现咳嗽、胸痛、胸闷、气急、发热等症状。

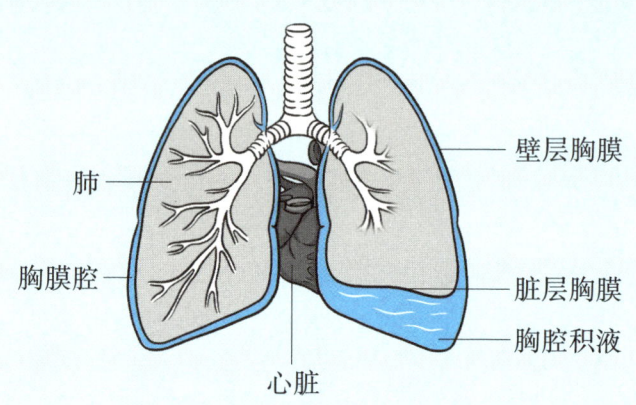

胸膜腔结构及胸腔积液示意图

壁层胸膜和脏层胸膜之间的密闭空隙为胸膜腔。正常情况下,胸膜腔内有少量液体,且其产出和吸收处于动态平衡。当液体产出过快或吸收过慢时,就会出现胸腔积液。

结核性胸膜炎的发生与两个重要因素,即结核杆菌及其代谢产物对胸膜的刺激和机体敏感性有关。若机体对结核杆菌的敏感性强,则结核杆菌及其代谢产物会侵入胸膜,引起渗出性胸膜炎,出现大量胸腔积液;若机体对结核杆菌的敏感性较弱,则只形成纤维蛋白性胸膜炎(又称干性胸膜炎),胸腔积液较少。少数纤维蛋白性胸膜炎患者会进展成渗出性胸膜炎患者。

结核性胸膜炎的常见临床表现

结核性胸膜炎的常见临床表现如下：

发热

约80%的结核性胸膜炎患者会出现发热，一般表现为午后低热、潮热不适，也有部分表现为高热，多伴有盗汗。

胸痛

结核性胸膜炎患者发病时胸腔积液不多，有炎症的壁层胸膜和脏层胸膜随着呼吸运动发生摩擦，可引起明显的胸痛。这时的胸痛多为刺激性剧痛，与呼吸相关，在深吸气或咳嗽时加重。当胸腔积液增多，壁层胸膜与脏层胸膜分开时，这种胸痛即消失。在病程后期，由于胸腔积液逐渐被吸收，胸痛又可出现。

胸闷、呼吸困难

逐渐增多的胸腔积液会压迫肺组织及心血管，导致呼吸急促，表现为胸闷、呼吸困难。部分严重患者还会出现口唇、甲床和颧部等部位青紫的发绀症状。若疾病进展较快，则胸闷和呼吸困难可同时出现；若疾病进展较慢，则可仅表现为胸闷。活动后的胸闷不适，需与心功能不全相鉴别，特别是对老年患者而言。

咳嗽

刺激性干咳也是常见表现，与肺结核的咳嗽症状类似。

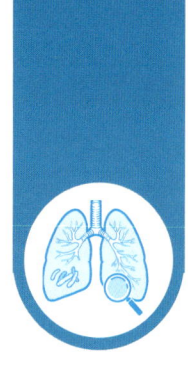

第四节 >>>
结核性心包炎

心包是心脏外面的双层囊袋样密闭结构,像是心脏外面一层薄薄的衣服。心包的两层之间是心包腔,正常情况下心包腔内有 50 ml 左右的浆膜液。结核性心包炎是由结核杆菌感染心包导致的炎症反应。

心包结构示意图

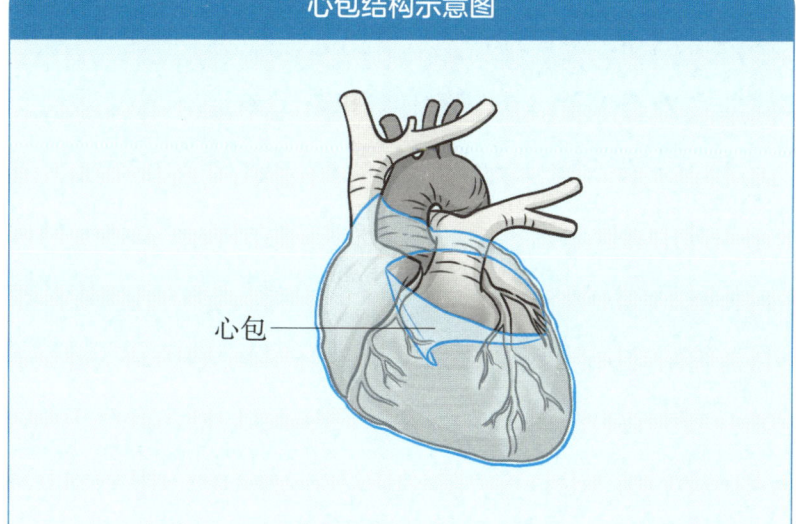

心包像是心脏外面的衣服,对心脏起固定及屏障保护的作用。

结核性心包炎的发病机制与结核性胸膜炎相似,是由结核杆菌引起的心包脏层和壁层的感染,感染方式以淋巴逆流、直接蔓延和血行播散为主。根据病理解剖特点,结核性心包炎分为结核性渗出性心包炎和结核性缩窄性心包炎,多发生于30～50岁年龄人群。

结核性心包炎是如何发生的

结核性心包炎常继发于身体其他部位的结核病,由肺结核、气管支气管结核等结核病病灶的直接蔓延,粟粒型肺结核的血行播散,淋巴结结核经淋巴管逆行累及心包,以及纵隔淋巴结结核破溃后直接侵入心包腔引起。

结核杆菌侵犯心包后大量繁殖,在心包对抗结核杆菌时,心包渗出物会增加。随着免疫反应的进行,结核性心包炎会导致数量不等的积液。大量的心包积液会对心脏造成压迫,限制心脏的泵血活动,患者会表现出由缺血、缺氧导致的明显的胸闷、气急症状。

心包积液可存在数周或数月。随着心包积液的吸收,结核性心包炎进入亚急性期,心包出现典型的结核损害,在病理上可以表现为由巨噬细胞及其衍生细胞构成的局限性炎症病灶,医学上称之为肉芽肿性炎症。

结核性心包炎的发生机制

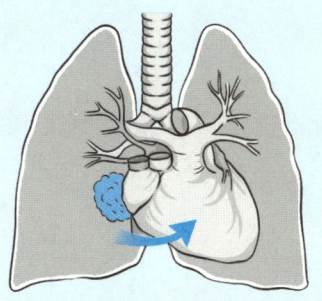

❶肺结核的直接蔓延。

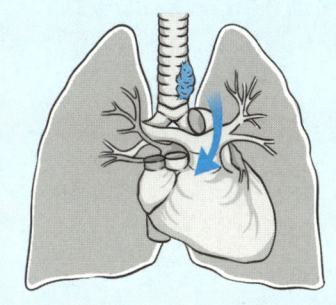

❷气管支气管结核的直接蔓延。

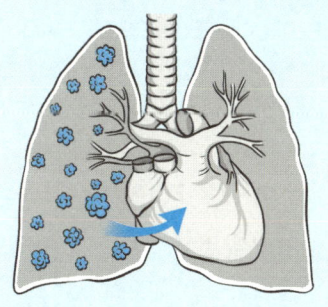

❸粟粒型肺结核的血行播散。

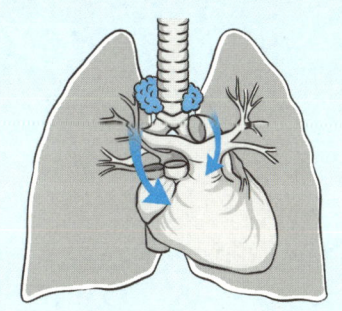

❹淋巴结结核经淋巴管逆行累及心包,或纵隔淋巴结结核破溃后直接侵入心包腔,最常见的是纵隔淋巴结结核经淋巴管播散。

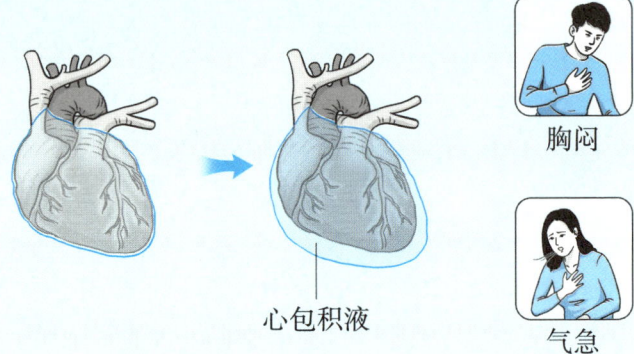

结核性心包炎示意图

心包积液

胸闷

气急

结核性心包炎会导致大量的心包积液,使心脏受到压迫,从而导致患者出现缺氧症状,如胸闷、气急等。

在结核性心包炎慢性期,为了修复结核杆菌对心包造成的损伤,成纤维细胞增多,纤维组织沉积于心包壁层和脏层使其粘连,导致心包腔闭塞、缩窄,即发生结核性缩窄性心包炎。发生结核性缩窄性心包炎时,坚硬的纤维组织会形成固定的心脏外壳,从而限制心脏的舒张活动,使血液不能回流到心脏,最终导致身体出现胸腹腔积液、下肢水肿、肝脏肿大、颈静脉怒张、肺淤血、呼吸困难等症状。此外,心脏长期受压迫会导致心肌缺血、心脏退行性改变。

结核性心包炎患者若不能得到及时治疗,则发生结核性缩窄性心包炎的概率很高。即使进行抗结核治疗,也有30%～50%的患者会发生结核性缩窄性心包炎。

结核性缩窄性心包炎相关症状示意图

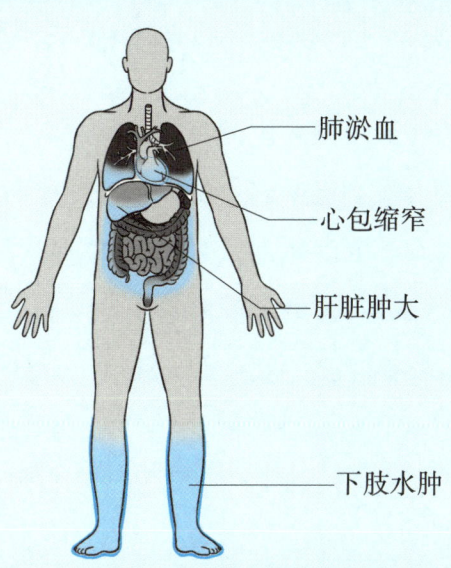

出现结核性缩窄性心包炎时,心脏的舒张活动受限,使血液不能回流到心脏,最终导致身体出现胸腹腔积液、下肢水肿、肝脏肿大、颈静脉怒张、肺淤血、呼吸困难等症状。

结核性心包炎的临床表现

前面我们提到,结核性心包炎分为结核性渗出性心包炎和结核性缩窄性心包炎,它们的临床表现略有差异。

结核性渗出性心包炎的临床表现

发生结核性渗出性心包炎时,患者心包内会渗出较多积液。结核性渗出性心包炎的主要临床表现如下:

胸痛 以心前区疼痛为主要症状,疼痛程度和性质不一(轻者仅表现为胸闷,重者表现为尖锐性疼痛)。与呼吸运动相关,常因咳嗽、深呼吸、体位变换加重。在这一点上,结核性渗出性心包炎与结核性胸膜炎难以鉴别。疼痛部位多在心前区,可放射至颈部、左肩、左臂以及左肩胛区,甚至可放射至上腹部。疼痛也可呈压榨性,疼痛部位位于胸骨后,此时须与心绞痛、心肌梗死相鉴别。

心脏压迫症状 其严重程度与积液量和渗出速度有关。主要有呼吸困难、胸闷、心悸、双下肢水肿等体循环静脉系统淤血症状。少量积液病例可无心脏压迫症状。当急性期心包积液渗出较快或出现大量心包积液时,患者可出现心脏压塞症状,表现为心动过速、血压下降、大汗淋漓、休克,此时若不及时处理,则患者有生命危险。

邻近器官压迫症状　肺、气管、支气管受压可引起咳嗽、声嘶、肺淤血、呼吸困难(加重)。食管受压可引起吞咽困难、食欲下降等。

结核性缩窄性心包炎的临床表现

结核性缩窄性心包炎可看成结核性心包积液的发展结果、后期表现,即因心脏被致密厚实的纤维化心包包裹,使心脏舒张活动受限而出现的一系列循环障碍。这就好比心脏外面穿了一层厚厚的衣服,心脏活动起来不舒服,受限制。而心脏是身体的"发动机",发动机没动力,血液循环就会受影响。

结核性缩窄性心包炎患者可表现为心悸、劳力性呼吸困难,常常出现双下肢水肿、腹胀、头晕、乏力、食欲减退、肝区疼痛,甚至必须坐起来才能呼吸等心力衰竭表现。这个时候发热、盗汗等症状反而不明显。

第 2 章

呼吸系统结核病的相关检查手段

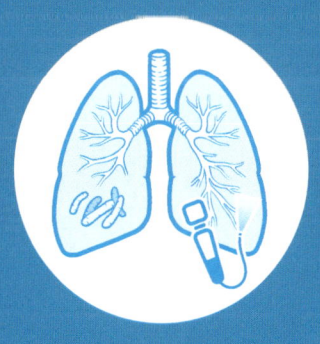

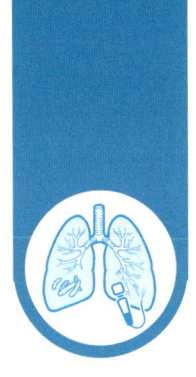

第一节 >>>
肺结核的相关检查手段

在这一节,我们将了解肺结核诊断过程中可能会用到的各种检查手段。患者在面临各种检查手段的时候,往往会困惑不解。在本节内容开始之前,要说明一点:结核病的诊断是一个综合过程,绝不单单依靠某项具体的化验结果。医生需要在详细询问流行病史、进行体格检查的基础上,综合分析各项化验结果、检查结果后才能做出正确的诊断。因此,在临床上,医生往往会用多种手段对样本进行检测。

胸部影像学检查

常见的胸部影像学检查包括胸部X线摄影和胸部CT检查。

胸部X线摄影是临床筛查肺结核的首选诊断方法。近年来,直接数字X射线摄影(DR)提高了影像的清晰度和分辨率,可以显示出肺内小结节、小空洞或肿大的淋巴结。但胸部X线摄影存在影像上的重叠,为了更加清楚地观察肺部病灶的形态，患者还需要进行胸部CT检查。

胸部CT检查可以显示各型肺结核不同时期的病变特点，肺门、纵隔淋巴结肿大情况，早期血行播散性粟粒结节影，结核性支气管狭窄、继发性支气管扩张，包裹性脓胸的脓腔及增厚的胸膜。另外，胸部CT检查还可以辅助定位穿刺活体组织检查及定位引流等介入性诊疗技术。

支气管镜检查

通过支气管镜检查可以直接观察到支气管的病变情况。支气管肺泡灌洗、刷检、活检等技术可明显提高肺结核病原学诊断的准确性。同时，在支气管镜的帮助下，医生还可以采用注药、冷冻、球囊扩张等技术，辅助治疗支气管结核。

经皮穿刺肺活检术

在不能明确诊断的情况下，可以采用经皮穿刺肺活检术取部分组织并进行病理检查，这样可明显提高诊断的准确性。

结核杆菌病原学检查

所谓结核杆菌病原学检查，就是对疑似肺结核患者的痰或肺泡灌洗液进行化验，以寻找结核感染的依据。所以，这里有一个简单的逻辑需要大家提前知晓：如果在痰液或肺泡灌洗液中发现了结核杆菌，那就能确定结核感染；即使没有发现结核杆菌，也不能排除结核感染，因为导致检查结果呈阴性的因素有很多，比如采样不合格、检测方法不够灵敏等。

两种样本

在临床上，会检测疑似患者的痰液或者肺泡灌洗液。这两种样本有什么不一样呢？

痰液 痰化验是最简单、安全的检查手段，但化验结果易受到痰样本质量的影响。也就是说，若痰化验结果呈阳性，则有助于诊断；即使结果呈阴性，也不能排除结核感染。所以，在临床上，一般会建议患者将从肺部深处咳出的痰送检，千万不能图省事而用唾液代替痰样本。另外，反复多次进行痰化验，有助于提高阳性检出率。

肺泡灌洗液 与痰样本相比，在支气管镜下获得的肺泡灌洗液样本质量较高。我们可以把肺泡灌洗液理解为从病

肺泡及支气管镜操作示意图

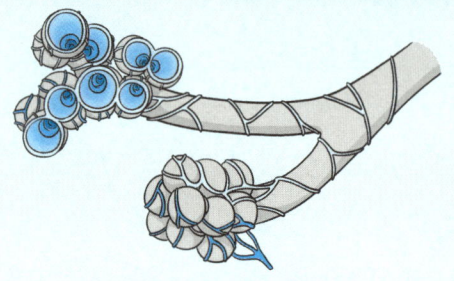

肺中的支气管经多次、反复分枝成无数细支气管,它们的末端膨大成囊,囊的四周有很多突出的小囊泡,即肺泡。肺泡是肺部气体交换的主要部位,也是肺的功能单位。

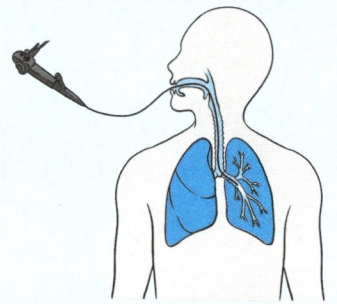

将纤维支气管镜直接插入气道,到达炎症或者病变部位,通过纤维支气管镜注入无菌生理盐水,并反复抽吸,最终吸出的液体称为肺泡灌洗液。

变部位灌洗出的深部痰,所以它是一种质量更高的痰样本。因此,肺泡灌洗液化验在临床上是诊断肺结核的一种非常必要的手段。

三种化验方法

拿到样本之后,接下来要做的就是化验样本中是否含有结核杆菌。具体的化验方法包括以下三种。

涂片抗酸染色 分枝杆菌具有抗酸特性,一般的染色方法不易使其着色。但经过加温或者延长染色时间而着色后,它又能抵抗强脱色剂盐酸酒精的脱色,所以又称抗酸杆菌。当痰涂片中的分枝杆菌数量达到10^4个/ml时,检查结果呈阳性。但是,要着重指出的是,分枝杆菌种类较多,可分为结核分枝杆菌复合群、非结核分枝杆菌和麻风分枝杆菌三类。因此,若涂片抗酸染色结果呈阳性,只能说明分枝杆菌存在,但存在的是结核分枝杆菌还是非结核分枝杆菌则无法确定;即使结果呈阴性,也不能排除结核感染(表2-1)。连续检查3次以上可提高阳性检出率。

表2-1 涂片抗酸染色的意义

结果	意义
找到分枝杆菌	结核感染的可能性大,根据排菌量多少,结果表示为1＋～4＋
未找到分枝杆菌	此次检查未找到分枝杆菌,但不能排除结核感染

分离培养法 这是一种可以用来检测样本中是否有存活的结核杆菌的方法,其结果是目前结核病诊断的"金标准"。简单地说,就是将样本里的细菌用适合其生长的培养基培养一定时长。之后如果能在其中观察到结核杆菌生长,则说明存在结核感染。当每毫升样本中含有10～100个菌时,就可以得出阳性结果,此时药物敏感性明显增强。结核杆菌分离培养法是一种传统的结核杆菌培养方法,费用低。但是,因为结核杆菌是一类惰性细菌,生长速度很缓慢,所以大部分培养结果要在约4周后才出来。若培养了8周仍未见结核杆菌生长,则可判断结果呈阴性。

分离培养法有两种,一种是传统固体培养法,即上面描述的那种,另一种叫快速液体培养法,这种方法改进了培养基,缩短了检出时间,阳性样本检出时间平均为9天。若培养了42天仍未见结核杆菌生长,则可判断结果呈阴性。无论借助哪种培养方法,阳性结果都表示存在结核感染,阴性结果都不能用来排除结核感染(表2-2)。

表2-2 分离培养法的意义

结果	意义
见结核杆菌生长	存在结核感染
未见结核杆菌生长	不存在结核感染,或用该样本没有培养出结核杆菌,但不能排除结核感染

另外,一般在明确结核感染后,还需要进行药敏试验,其目的是保证药物治疗的有效性,指导医生选择合适的抗结核药物方案。

分子生物学方法 分子生物学方法可以用来检测样本中是否含有结核杆菌的遗传物质。只要在样本中检测到其遗传物质,一般就代表该样本中含有结核杆菌。在临床上,常采用以下几种分子生物学方法。

❶ **结核杆菌核酸检测**:结果呈阳性表示在该患者的临床样本中检测到了结核杆菌;结果呈阴性表示未检测到结核杆菌,但这并不完全意味着患者体内无结核杆菌。

❷ **结核杆菌耐药基因检测**：如果患者所感染的结核杆菌发生基因突变，导致对一种或几种抗结核药物耐药，那这部分药物的治疗效果就会欠佳。因此，对于疑似结核病患者，在检测其体内结核杆菌的同时，还要检测结核杆菌相关耐药基因，以便根据检测结果"对症下药"。利福平是抗结核治疗方案中的关键药物之一，在初次疑诊结核病时就需要借助分子生物学方法来明确患者是否对利福平耐药。除此之外，根据病情需要，借助不同的分子生物学方法，还可以对异烟肼、氟喹诺酮类药物、链霉素，甚至二线抗结核药物进行耐药检测，从而帮助医生拟订个体化抗结核治疗方案。

❸ **分枝杆菌菌型鉴定**：前面提到，分枝杆菌是一大类细菌的统称，包括结核分枝杆菌复合群、非结核分枝杆菌和麻风分枝杆菌，而非结核分枝杆菌又可以进一步细分为多种具有不同生长特性和致病力的细菌，因此对于不同的分枝杆菌菌型，在治疗方案的选择上有很大的差别。对于涂片抗酸染色结果呈阳性的患者，借助分子生物学方法比借助分离培养法能更加快速地鉴定出具体的菌型，并且明确是结核感染还是非结核分枝杆菌中某种细菌的感染。

细胞免疫学检查

结核菌素皮肤试验(TST)

这个试验主要通过观察患者对于结核菌素的反应程度来判断机体结核感染情况,目前常用的是结核菌素纯蛋白衍生物(PPD)试验。PPD是由结核杆菌培养物经过加热灭活和过滤浓缩制得的一种物质。结核杆菌、结核菌素、结核疫苗(如卡介苗)等抗原进入机体后,能使机体的免疫T淋巴细胞致敏,并大量分化增殖。当已致敏的机体再次遭受抗原入侵时,致敏淋巴细胞就会与抗原结合,引起变态反应性炎症,表现在结核菌素注射部位就是形成硬结,甚至出现双圈、水疱、坏死。也就是说,结核感染者,或者注射过卡介苗的人,都有可能出现PPD试验阳性结果。

新型结核菌素皮肤试验(C-TST)

C-TST和TST一样,也是基于Ⅳ型迟发型变态反应的一种皮肤试验,可用来判定人体是否存在结核感染。C-TST又称重组结核杆菌融合蛋白(EC)试验。EC是由高效表达结核杆菌*CFP10-ESAT6*基因的大肠杆菌,经发酵、分离和纯化后制成的。卡介苗和大多数非结核分枝杆菌均不含ESAT-6与CFP-10蛋白,因此EC试验不受这两者影响,用于检测结核感染具有操作简单、灵敏度高、特异性强的特点。

TST与EC试验

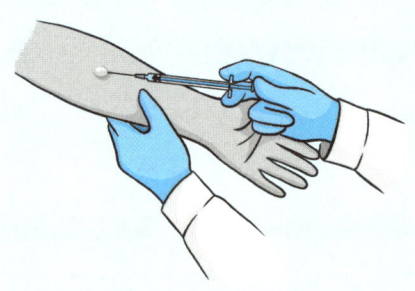

在临床上,TST与EC试验均采用皮内注射,即将结核菌素或EC注入左前臂掌侧,48~72小时后观察皮肤反应,根据有无硬结或红晕平均直径大小判断反应强度。

TST或EC试验结果呈阳性有助于诊断,结果与卡介苗接种史(主要指TST)、个体免疫力有关,即使结果呈阴性也不能排除结核感染(表2-3)。需要注意的是,若感染时间短,机体免疫及变态反应尚未形成,或患者有严重感染、使用免疫抑制剂、有免疫缺陷,则TST与EC试验的反应性可能会降低。

表2-3 TST与EC试验结果判定原则

TST	EC试验
❶ 有卡介苗接种史者,硬结直径大于10 mm视为结核感染。 ❷ 无卡介苗接种史者、人类免疫缺陷病毒(HIV)感染者、接受免疫抑制剂超过1个月者、与病原学检查结果呈阳性的肺结核患者有密切接触的5岁以下儿童,硬结直径大于5 mm视为结核感染	❶ 红晕或硬结的平均直径不小于5 mm视为阳性反应,以大者为标准。水疱、坏死、淋巴管炎等情况均视为强阳性反应。结果呈阳性即表明存在结核感染。 ❷ 红晕或硬结的平均直径小于5 mm视为阴性反应。结果呈阴性不能排除结核感染

γ干扰素释放试验(IGRA)

该试验主要用来检测疑似结核病患者体内是否有被结核杆菌抗原刺激而致敏的T细胞。结果呈阳性表示存在结核感染,但是不能用来确诊活动性结核病;结果呈阴性对排除结核感染及结核病有一定的帮助(表2-4)。

表2-4 IGRA的意义

结果	意义
阳性	存在结核感染,但不能用来确诊活动性结核病
阴性	对排除结核感染及结核病有一定的帮助

第二节 >>>
结核性胸膜炎的相关检查手段

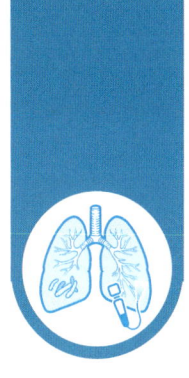

对于胸腔积液患者来说,胸腔穿刺置管引流术、胸腔积液化验是明确诊断的重要手段。因为胸腔积液与肺结核患者的痰液、肺泡灌洗液不同,通过对胸腔积液进行涂片抗酸染色、培养,找到结核杆菌的概率偏低。而用分子生物学方法,如胸腔积液结核杆菌核酸(DNA或RNA)检测和基因测序,有助于找到结核杆菌,协助诊断。此外,胸腔积液常规及胸腔积液生化指标也是诊断结核性胸膜炎的重要依据。

胸腔积液病原学检查

涂片抗酸染色

涂片抗酸染色的阳性检出率较低,约为5.9%。

分离培养法

分离培养法的阳性检出率偏低,约为25%。

分子生物学方法

胸腔积液结核杆菌核酸检测 52%～81%的结核性胸腔积液检测结果呈阳性。若结果呈阴性,则有90%以上的概率可排除结核感染。

基因测序等 它们具有灵敏度高、特异性强及检测速度快等优点,是诊断结核性胸膜炎的重要方法。

胸腔积液常规检查及生化检查

胸腔积液常规检查及生化检查都要抽取胸腔积液并进行分析。通过这两种检查,医生可以分析胸腔积液的成分和性质,寻找形成原因,明确病因,对患者进行针对性治疗。

胸腔积液常规检查

一般结核性胸腔积液呈草黄色(表2-5),易凝固;约10%为红色血性胸腔积液。老年结核性胸膜炎患者血性胸腔积液的发生率达23.6%。结合胸腔积液比重、细胞计数、总蛋白、胸腔积液蛋白/血清蛋白的值、胸腔积液乳酸脱氢酶/血清乳酸脱氢酶的值,可初步鉴别出胸腔积液是渗出液还是漏出液。

表2-5　胸腔积液常规检查的相关项目及说明

项目	说明
颜色	一般结核性胸膜炎患者的胸腔积液呈草黄色
透明度	一般结核性胸膜炎患者的胸腔积液呈透明或微浑浊
李凡他试验	结果呈阳性说明可能是渗出液,而结核性胸腔积液为渗出液
白细胞计数	正常情况下,白细胞计数小于$100×10^6$/L;以淋巴细胞和间皮细胞为主,中性粒细胞不多。结核性胸膜炎患者的白细胞计数达$(100\sim500)×10^6$/L,急性期以中性粒细胞为主,慢性期以淋巴细胞为主
淋巴细胞比例	
中性粒细胞比例	

这里有一个知识点,即我们常在化验单中看到的"渗出液"与"漏出液"。它们是根据体液成分的差异对胸腔积液、腹水、心包积液等体腔内液体进行初步分类的结果。漏出液往往是由于血管内皮细胞之间的空隙增大,血浆及少许血细胞漏出来而形成的;渗出液往往是炎症和肿瘤导致血管损伤较严重,血管内更多物质外溢出来造成的。

根据分类方法,可以初步判定胸腔积液的病因:漏出液的常见病因包括充血性心力衰竭、肝硬化、肾病综合征、严重营养不良等,渗出液的常见病因包括细菌感染、肿瘤(如淋巴瘤、间皮瘤、肺癌)等。结核性胸腔积液为渗出液。所以,若在胸腔积液常规检查化验单上发现"渗出液"三个字,我们就要提高警惕,这是确诊结核性胸膜炎的一个重要依据。

生化检查

腺苷脱氨酶(ADA)检测　出现结核性胸膜炎时,机体的免疫系统为了对抗结核杆菌做出防御反应,表现为淋巴细胞明显增多,T淋巴细胞中一种重要的酶——腺苷脱氨酶也随之增多。在临床上,若腺苷脱氨酶>45 U/L,则提示结核性胸腔积液的可能性大(表2-6)。用腺苷脱氨酶检测诊断结核性胸腔积液的总准确率为99.2%。

乳酸脱氢酶(LDH)检测　乳酸脱氢酶主要来源于上皮细胞。胸膜感染结核杆菌后,炎症反应会导致上皮细胞破坏和增生同时进行,胸腔积液中存在脱落的细胞残渣,因此乳酸脱氢酶水平相对较高。若胸腔积液LDH/血清LDH>1,则提示结核性胸膜炎的可能性大。

表2-6 胸腔积液生化检查的相关项目及意义

项目	结果	意义
总蛋白	>30 g/L	可能是渗出液
腺苷脱氨酶	>45 U/L	结核性胸腔积液的可能性大
乳酸脱氢酶	>200 U/L	可能是渗出液

细胞免疫学检查

皮肤试验

皮肤试验包括TST与EC试验,将结核菌素或EC注入左前臂掌侧,48~72小时后观察皮肤反应,根据有无硬结或红晕平均直径大小判断反应强度。在结核性胸膜炎早期,有些患者的皮肤试验结果呈阴性。皮肤试验结果呈强阳性可作为临床诊断结核性胸膜炎的一项参考依据。最终检查结果与卡介苗接种史、个体免疫力有关(表2-7),由医生综合判断。

表2-7 TST与EC试验结果判定原则

TST	EC试验
❶ 有卡介苗接种史者,硬结直径大于10 mm视为结核感染。 ❷ 无卡介苗接种史者、HIV感染者、接受免疫抑制剂超过1个月者、与病原学检查结果呈阳性的肺结核患者有密切接触的5岁以下儿童,硬结直径大于5 mm视为结核感染	❶ 红晕或硬结的平均直径不小于5 mm视为阳性反应,以大者为标准。水疱、坏死、淋巴管炎等情况均视为强阳性反应。结果呈阳性即表明存在结核感染。 ❷ 红晕或硬结的平均直径小于5 mm视为阴性反应。结果呈阴性不能排除结核感染

γ干扰素释放试验(IGRA)

γ干扰素释放试验结果呈阳性表示存在结核感染,但是不能用来确诊活动性结核病;结果呈阴性对排除结核感染及结核病有一定的帮助(表2-8)。

表2-8 IGRA的意义

结果	意义
阳性	存在结核感染,但不能用来确诊活动性结核病
阴性	对排除结核感染及结核病有一定的帮助

胸部影像学检查

胸部CT检查

结核杆菌感染胸膜早期,渗出液较少,因此此时的结核性胸膜炎称为干性胸膜炎。通过胸部CT检查,可以看到结核性胸膜炎患者的局部炎性反应,即胸膜增厚。由于渗出液增多,借助胸部CT检查,可以观察到患者外高内低的高密度曲线影(积液),同时可以观察到被胸腔积液掩盖的肺内病变。此外,可以在CT引导下行胸膜腔穿刺术或胸膜活检术。

B超检查

通过B超检查,可以评估胸腔积液的深度和量,以及确定穿刺部位。

胸腔镜检查

胸腔镜检查主要用于经无创方法不能确诊的胸腔积液、胸膜疾病患者的诊断。对患者实施局部麻醉后在其胸壁做1~2个1 cm的切口,再借助胸腔镜能够在直视下观察到胸膜腔的变化,并可以进行胸膜壁层或脏层活检。

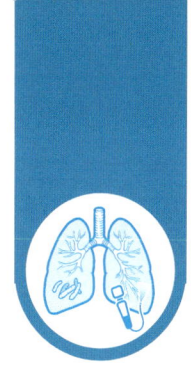

第三节 >>>
结核性心包炎的相关检查手段

有大量心包积液的患者需要行心包穿刺置管引流术、心包积液化验,这是明确诊断的重要手段。与胸腔积液一样,同肺结核患者的痰液和肺泡灌洗液相比,通过对心包积液进行涂片抗酸染色、培养,找到结核杆菌的概率也偏低。用分子生物学方法,如心包积液结核杆菌核酸(DNA 或 RNA)检测和基因测序,有助于找到结核杆菌,协助诊断。此外,心包积液常规及心包积液生化指标也是诊断结核性心包炎的重要依据。

心包积液常规检查及生化检查

心包积液常规检查

结核性心包积液一般为草黄色或浅黄色(表2-9),也可呈血性或白色的假乳糜样。结合心包积液比重、细胞计数、总蛋白、心包积液蛋白/血清蛋白的值、心包积液乳酸脱氢酶/血清乳酸脱氢酶的值,可初步鉴别出心包积液是渗出液还是漏出液。结核性心包积液为渗出液。

表2-9 心包积液常规检查的相关项目及说明

项目	说明
颜色	一般结核性心包炎患者的心包积液呈浅黄色
透明度	一般结核性心包炎患者的心包积液呈透明或微浑浊
李凡他试验	结果呈阳性说明可能是渗出液,而结核性心包积液为渗出液
白细胞计数	结核性心包炎患者的白细胞计数升高,急性期以中性粒细胞为主,慢性期以淋巴细胞为主
淋巴细胞比例	
中性粒细胞比例	

腺苷脱氨酶(ADA)检测

在临床上,以40 U/L作为临界值(表2-10)。若心包积液中ADA>40 U/L,则有97%的可能性为结核性心包炎。

表2-10 心包积液生化检查的相关项目及意义

项目	结果	意义
总蛋白	>30 g/L	可能是渗出液
腺苷脱氨酶	>40 U/L	结核性心包积液的可能性大
乳酸脱氢酶	>200 U/L	可能是渗出液

心包积液病原学检查

涂片抗酸染色或分离培养法

通过对心包积液进行涂片抗酸染色或培养,找到结核分枝杆菌的概率不高,为25%~50%。

分子生物学方法

对于结核性心包积液,分子生物学方法的阳性检出率高于涂片抗酸染色或分离培养法。其中,心包积液结核杆菌核酸检测具有良好的灵敏度和特异性,可用于诊断结核性心包炎。

细胞免疫学检查

皮肤试验

皮肤试验包括TST与EC试验,将结核菌素或EC注入左前臂掌侧,48~72小时后观察皮肤反应,根据有无硬结或红晕平均直径大小判断反应强度。

在结核性心包炎早期,有些患者的皮肤试验结果呈阴性。皮肤试验结果呈强阳性可作为临床诊断结核性心包炎的一项参考依据。最终检查结果与卡介苗接种史、个体免疫力有关(表2-11),由医生综合判断。

γ干扰素释放试验(IGRA)

γ干扰素释放试验结果呈阳性表示存在结核感染,有助于诊断结核性心包炎;结果呈阴性对排除结核感染及结核病有一定的帮助(表2-12)。

表2-11　TST与EC试验结果判定原则

TST	EC试验
❶ 有卡介苗接种史者,硬结直径大于10 mm视为结核感染。 ❷ 无卡介苗接种史者、HIV感染者、接受免疫抑制剂超过1个月者、与病原学检查结果呈阳性的肺结核患者有密切接触的5岁以下儿童,硬结直径大于5 mm视为结核感染	❶ 红晕或硬结的平均直径不小于5 mm视为阳性反应,以大者为标准。水疱、坏死、淋巴管炎等情况均视为强阳性反应。结果呈阳性即表明存在结核感染。 ❷ 红晕或硬结的平均直径小于5 mm视为阴性反应。结果呈阴性不能排除结核感染

表2-12　IGRA的意义

结果	意义
阳性	存在结核感染,但不能用来确诊活动性结核病
阴性	对排除结核感染及结核病有一定的帮助

影像学检查

超声心动图检查

通过超声心动图检查能够方便、准确地观察到心包积液的位置和量。若心包积液包绕整个心脏,积液量最宽处的宽度超过 1 cm,则提示大量心包积液;若宽度在 1 cm 以下,则提示中量心包积液。此外,借助该检查,还可以发现包裹性心包积液。同时,在超声定位下可以进行心包穿刺术。

胸部X线摄影和胸部CT检查

借助胸部X线摄影,可以初步观察心影是否增大。胸部CT检查优于胸部X线摄影。借助胸部CT检查,能清楚观察到心包积液的宽度、分布情况,心包膜的厚度,心包的钙化情况,肺动脉、上腔静脉、升主动脉的宽度,左心室、左心房的大小,还能观察到患者是否有纵隔淋巴结肿大及肺内病变。

磁共振成像

心脏磁共振增强扫描有助于进一步评估心包积液的量、心包增厚的程度,以及心脏结构和心肌运动的改变;可以用来鉴别缩窄性心包炎和限制性心肌病,并进行辅助诊断。

心电图检查

结核性心包炎患者的心电图无特异性改变。但是借助心电图检查,可以评估患者心脏传导系统的功能,可以观察患者是否有窦性心动过速、非特异性T波异常及低电压,也可以观察患者是否有房颤及心律失常。

心包活检

结核性心包类患者的心包活检组织病理可表现为肉芽肿、干酪样坏死。采用涂片抗酸染色、分离培养法、分子生物学方法对心包组织进行检测,有助于诊断结核性心包炎。

第 3 章

呼吸系统结核病的诊断过程

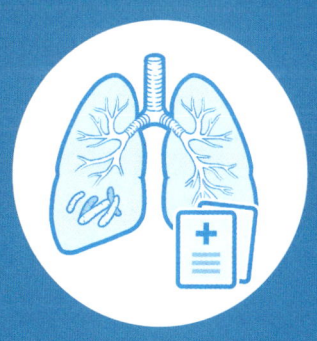

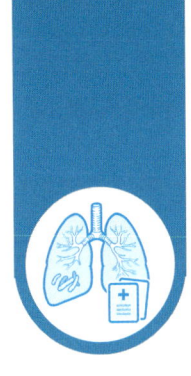

第一节 >>>
肺结核的诊断

以病原学（包括细菌学、分子生物学）检查为基础，结合流行病史、临床表现、胸部影像、相关的辅助检查，排除一系列其他胸部疾病，综合分析后才能做出肺结核的诊断。

为什么医生会让患者做很多检查

一般来说，所有疑似肺结核的患者肺部都会有可见的结核感染的影像学表现，但是有些患者可能没有任何症状或体征。很多患者可能没有任何不适的感觉，仅仅因为常规体检发现"肺部阴影"而来求诊。

这个时候，医生往往会要求患者去做一系列检查，如通过痰涂片抗酸染色、培养找结核杆菌，通过抽血查结核抗体，进行结核感染 T 细胞斑点试验、结核菌素皮肤试验（如 PPD 试验）等。这些检查的目的以及具体意义，我们已经在上一个章节中进行了介绍。这里要提醒大家的是，在身体条件和经济条件都允许的情况下，任何一位疑似肺结核的患者都应该尽可能地去做更多的相关检查,如支气管镜下肺泡灌洗术、经皮肺穿刺活检术等。医生考虑的疾病范围要比你知道的大得多,所以不要去抵触那些你认为"没有必要"的检查。

做更多的检查,是为了更好地鉴别

肺结核的症状、体征和影像学表现与许多胸部疾病相似。在诊断肺结核时,医生会采用各种方法将它与其他疾病相鉴别,从而让诊断更加准确。

比如我们需要将肺结核与非结核分枝杆菌肺病相鉴别。非结核分枝杆菌是长期吸烟、慢性咳喘的慢性支气管肺炎患者,长期有"支气管扩张"病史者,长期吃素、身体瘦弱者等可能感染的一类菌群。结核杆菌的模样和非结核分枝杆菌一样,其抗酸染色结果都呈阳性。有经验的医生或有条件的医院会进一步做检查,以确定是结核杆菌还是非结核分枝杆菌。这些检查都是很重要的,因为治疗由这两种分枝杆菌导致的疾病时,使用的药物可能截然不同。

另外,由于肺结核的影像学表现复杂多变,不同影像学表现的肺结核需要与类似疾病相鉴别。影像呈"炎症浸润"表现的肺结核需要与细菌性肺炎、肺真菌病和肺寄生虫病等感染性肺疾病相鉴别,所以有时候医生会让患者使用抗生素,有时候医生又会让患者抽血查寄生虫抗体。肺结核球需要与周围型肺癌、炎性假瘤、肺错构瘤和肺隔离症相鉴别,因此有时候医生会推荐患者做肺穿刺活检术,以减少肺癌的漏诊率。血行播散性肺结核需要与细支气管肺泡癌、肺含铁血黄素沉着症和间质性肺病相鉴别。特别是细支气管肺泡癌,恶性程度很高,一旦漏诊,危害极大,所以医生往往会比较谨慎。支气管淋巴结结核需要与中央型肺癌、淋巴瘤和结节病相鉴别。特别是淋巴瘤,表现极其复杂,不容易诊断,跟淋巴结结核同时存在的情况屡见不鲜,只能通过手术诊断。肺结核的空洞还需要与肺癌的癌性空洞、肺囊肿和囊性支气管扩张相鉴别。可以看出,对肺癌的鉴别诊断,几乎贯穿整个肺结核诊断过程的始终。

肺结核的诊断级别有3种

　　按照国家的诊断标准,肺结核的诊断级别分为3种,即确诊、临床诊断和疑似诊断。在痰液或肺泡灌洗液里找到结核杆菌,在穿刺活检的组织里找到典型的结核肉芽肿病变(这是一种典型的结核感染的病理结构),均可以作为肺结核的确诊依据。

　　但是,很多时候往往事与愿违,如果达不到确诊级别,那么医生就只能退而求其次,做出临床诊断。临床诊断是在进行了多项检查(如PPD试验、γ干扰素释放试验,甚至支气管镜下肺泡灌洗术、经皮肺穿刺活检术等)后仍然无法获得确诊证据时才会给出的诊断,但至少在这个时候已经基本排除了一些后果严重的疾病,如肺部肿瘤。

而疑似肺结核的诊断仅仅出现在诊断的初级阶段。例如,若在体检机构进行常规体检时,或在某个综合性医院进行手术前例行肺部CT检查时,发现肺部阴影且病灶恰好位于肺结核的好发部位,而患者无相关症状,则医生会给出一个初步诊断——疑似肺结核,同时患者会被推荐尽快转诊至结核病定点医院或专科医院接受进一步检查。经过一系列相关检查后疑似肺结核的诊断会被取消,患者最终获得临床诊断或确诊的结果。

当然,有一部分人由于个人认知或就诊不方便等,长期停留在疑似诊断的级别,其中一部分人的肺结核因为是非活动性肺结核,或俗称的陈旧性肺结核,终生保持稳定、不活动。还有一部分人可能仅仅因为处于肺结核慢性感染的早期才没有明显的症状,随着病情进展,短则数月,长则数年,他们会成为有症状、传染性强的肺结核患者。在这个过程中他们可能会感染身边的家庭成员,甚至导致全家都发生肺结核。即使是陈旧性肺结核患者,也有可能随着免疫力的降低，如不幸患上恶性肿瘤、糖尿病或发生器官衰竭等，发展成活动性肺结核患者，从而感染周围人，变成传染源。另外，还常常能够在肺结核疑似诊断病例中发现不典型肺部肿瘤，甚至肺癌。此时如果延误诊断，患者往往后悔莫及。

当然，鉴于人体的复杂性以及医学技术的局限性，临床诊断或确诊也有可能在后续的治疗观察中被修改，甚至被推翻。在实际临床中，还出现过肺结核与肺癌并存的情况，因此在患者后续的抗结核治疗中仍然要密切观察疗效，以验证之前的诊断。

一般情况下，患者进行抗结核药物治疗1～2个月后，医生会根据病情变化要求患者及时做胸部CT检查。如果患者临床表现明显好转，胸部CT检查提示肺内病变有好转，那么医生会建议患者继续进行抗结核治疗；如果患者临床表现没有好转，胸部CT检查提示肺内病变没有好转甚至加重了，那么医生会要求患者做进一步检查，以排除其他疾病，尤其是肿瘤。

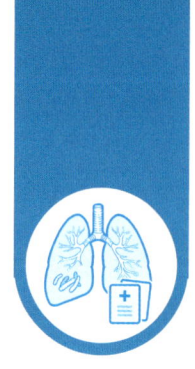

第二节 >>>
结核性胸膜炎的诊断

与肺结核的诊断级别类似,结核性胸膜炎的诊断级别分确诊和临床诊断。同样,医生也须以胸腔积液或胸膜组织病原学(包括细菌学、分子生物学)检查为基础,结合流行病史、临床表现、胸部影像、相关的辅助检查,排除一系列其他胸部疾病,综合分析后才能做出结核性胸膜炎的诊断。

大部分为临床诊断病例

在胸腔积液经过离心后形成的沉渣或胸膜活检组织中找到结核杆菌或其核酸片段,可以作为结核性胸膜炎的确诊依据。但在实际情况中,这样的病例少之又少。

大多数患者需要多次抽取胸腔积液,反复进行胸腔积液常规检查、生化检查,综合判断胸腔积液是不是渗出液及腺苷脱氨酶水平有没有明显升高。同时,结合血结核抗体、结核感染T细胞斑点试验、结核菌素皮肤试验(如PPD试验)等做出结核性胸膜炎的临床诊断还有一个前提,即先排除其他很多疾病,这将在接下来的鉴别诊断里讲。

还有一部分患者的影像表现上看不到胸腔积液。他们自觉"胸痛",有"感冒""发热"的症状,服用"感冒药"后由于自身免疫力强就"好"了。这可能是纤维蛋白性胸膜炎的表现。这类患者可以"自愈",但在若干年后体检时可能发现有胸膜增厚的影像表现,这是纤维蛋白性胸膜炎的后遗症,不必对此感到奇怪。但大部分纤维蛋白性胸膜炎很快会转变为渗出性胸膜炎,因此患者还会出现胸闷、气短的表现,此时去医院检查就能发现胸腔积液。

需要与哪些疾病相鉴别

结核性胸膜炎引起的胸腔积液需要与漏出性胸腔积液、癌性胸腔积液、风湿性疾病、肺炎旁胸腔积液、肺吸虫病等相鉴别。

漏出性胸腔积液

漏出性胸腔积液往往与心力衰竭(心脏功能衰竭)、肾功能衰竭(尿毒症)、肝功能衰竭(多数是肝硬化)相关。在我国,心力衰竭主要由以下原发病引起:高血压心脏病、肺源性心脏病、冠状动脉粥样硬化性心脏病。还有一种漏出性胸腔积液,呈牛奶样,叫作乳糜胸,是引流淋巴液的胸导管损伤破裂后乳糜漏入胸腔引起的,大多发病原因不明,患者往往需要手术治疗。从化验结果看,漏出性胸腔积液与结核性胸膜炎的渗出性胸腔积液有较大区别,因此这两种疾病是相对容易鉴别的。

癌性胸腔积液

从化验结果看,癌性胸腔积液与结核性胸膜炎容易混淆。癌性胸腔积液往往是恶性的,一是由远处的癌转移到胸膜上"种植"生长引起的,一是由胸膜自身细胞癌变形成的胸膜间皮瘤引起的。患者常有剧痛,胸腔积液多为血性。做胸腔积液肿瘤细胞学检查及胸腔镜下胸膜直视活检病理检查有助于鉴别诊断。

风湿性疾病

风湿性疾病患者也可以出现胸腔积液。例如,5%的类风湿关节炎患者可发生胸膜炎,甚至有部分人的胸膜炎出现在关节病变之前,因此这类患者极易误诊;50%的系统性红斑狼疮患者可出现胸腔积液。不过风湿性疾病患者或有血清类风湿因子的异常表现,或有自身抗体指标异常,这些异常情况往往有助于鉴别诊断。

肺炎旁胸腔积液

顾名思义,肺炎旁胸腔积液就是与肺炎伴发的胸腔积液。其化验结果也有一定的迷惑性,但患者常有肺炎感染史,抗感染治疗后胸腔积液很快会被吸收,这有助于鉴别诊断。

肺吸虫病

还有肺吸虫病引起的胸膜炎也需要与结核性胸膜炎相鉴别。肺吸虫病患者往往有生吃蟹、蝲蛄的饮食习惯,通过血液化验和胸腔积液化验可发现其嗜酸性粒细胞水平明显较高,偶尔可在其胸腔积液中发现肺吸虫卵。如果血液寄生虫抗体阳性,则患者可以在医生指导下尝试口服杀虫药,也许可起到事半功倍的效果。

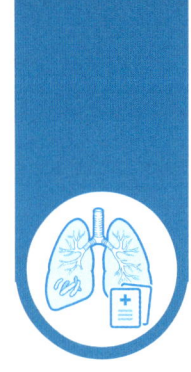

第三节 >>>
结核性心包炎的诊断

结核性心包炎与结核性胸膜炎类似,也是发生在浆膜腔的结核感染和炎症,所以在诊断上两者也有类似之处。以心包积液或心包组织病原学(包括细菌学、分子生物学)检查为基础,结合流行病史、临床表现、胸部影像、相关的辅助检查,排除一系列其他胸部疾病,综合分析后才能做出结核性心包炎的诊断。

大部分为临床诊断病例

在心包积液浓集沉渣或心包活检组织中找到结核杆菌或其核酸片段,可以作为结核性心包炎的确诊依据。但在实际情况中,这样的病例少之又少。

大多数患者需要反复进行心包积液常规检查、生化检查,综合判断心包积液是不是渗出液及腺苷脱氨酶水平有没有明显升高。同时,结合血结核抗体、结核感染T细胞斑点试验、结核菌素皮肤试验(如PPD试验)等做出结核性心包炎的临床诊断还有一个前提,即先排除其他很多疾病,这将在接下来的鉴别诊断里讲。

需要与哪些疾病相鉴别

心包炎的病因与胸膜炎有类似之处,只是胸膜紧贴肺部,易受到各种肺部感染的"蔓延",而心包距体表较远,病原微生物进入心包的途径(或通过血流,或通过淋巴管道)较少。同时,心包炎患者会有相关的感染史,如病毒性心包炎患者往往有病毒感染史,即感冒病史。细菌性(化脓性)心包炎患者往往有可察觉的其他身体部位的原发感染病灶,经过毒血症阶段,原发感染病灶通过血流感染心包。

此外,还有癌性心包积液。它往往由其他身体部位的癌转移而来,单发心包癌或首发于心包的转移癌极少见。

与胸膜炎类似,还有一部分心包炎可能是风湿性疾病的表现之一。

由于心包炎的病因不同,心包积液的常规检查、生化检查结果也有所不同。另外,相应的特殊标志物也有重要的诊断价值。例如,若在心包积液中找到细菌,就可以确诊化脓性心包炎;若在心包积液中找到肿瘤细胞,或心包积液中的肿瘤标志物水平显著升高,就可以确诊癌性心包积液;风湿性疾病患者的自身抗体或类风湿因子等指标会显著异常。当然,疾病纷繁复杂,一时找不到病因的心包炎也屡见不鲜。在充分权衡利弊后,患者在医生指导下尝试进行试验性抗结核治疗也是可取的,这样总比贻误治疗时机,转变为缩窄性心包炎患者要积极得多。在我国,结核性心包炎占所有心包疾病发病总数的40%～66%。

第 4 章

呼吸系统结核病的治疗方法

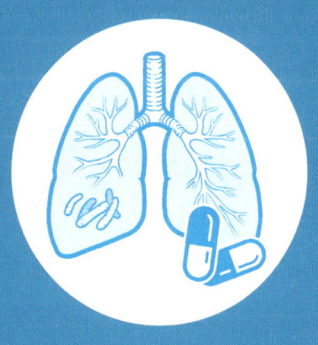

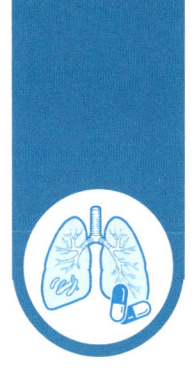

第一节 >>>
药物治疗

结核病患者在治疗时都应该遵循"早期、联合、适量、规律、全程"的原则,规范地完成整个疗程,直至痊愈。千万不要在治疗一段时间后因为症状有所缓解就自行减少药物、缩短疗程,或想起来就吃药、忘记了就停药。任何不规范的用药行为都可能导致治疗失败,甚至诱导细菌耐药,从而使疾病发展为耐药结核病,此后治疗更加困难,治疗费用更加巨大。

基本用药原则

结核杆菌有顽强的生命力,在身体与之对抗时可以变化为不同的形态,以应对缺氧及其他各种不利的体液环境,所以杀灭结核杆菌需要联合使用不同作用机制的药物,以及比杀灭其他一般细菌都要漫长的疗程。

为了区分不同疗程阶段,我们把早期需要较多药物的阶段叫作强化期,后期需要较少药物的阶段叫作巩固期或继续期。随着科学研究的发展,药物组合会不断变化,疗程也会不断缩短,甚至可能取消强化期、巩固期的区分。也许在不久的将来,治愈结核病仅需短短几周甚至几天。

常用的抗结核药物

为了理解抗结核药物联合治疗结核病的重要性,我们先回顾一下结核杆菌的感染过程。如前所述,结核杆菌进入呼吸系统后,肺组织中的巨噬细胞可以吞噬结核杆菌,但无法将其杀灭,巨噬细胞内的结核杆菌仍然会继续生长、繁殖。巨噬细胞破裂崩解后释放出来的结核杆菌会感染新的巨噬细胞,从而形成肺部病灶。在庞大的结核杆菌群(如一个结核空洞中可含有1亿个以上的结核杆菌)中,大部分病菌是快速生长菌。一般来说,它们对抗结核药物,如异烟肼、利福平、链霉素等比较敏感,易被杀灭,因此不少肺结核患者经过短期的规范治疗后,症状常明显好转甚至消失,痰中结核杆菌数量显著减少,甚至一时出现痰菌阴转。但其中还有一些代谢缓慢或间歇性代谢的病菌,它们可长期潜伏于巨噬细胞或闭合的干酪样病灶内,我们称之为持留菌。这些持留菌是引起结核病复发、恶化的主要根源。因此,须选用对持留菌有杀灭作用的药物进行较长时间的治疗,以达到彻底治愈、减少或防止复发的治疗目的。

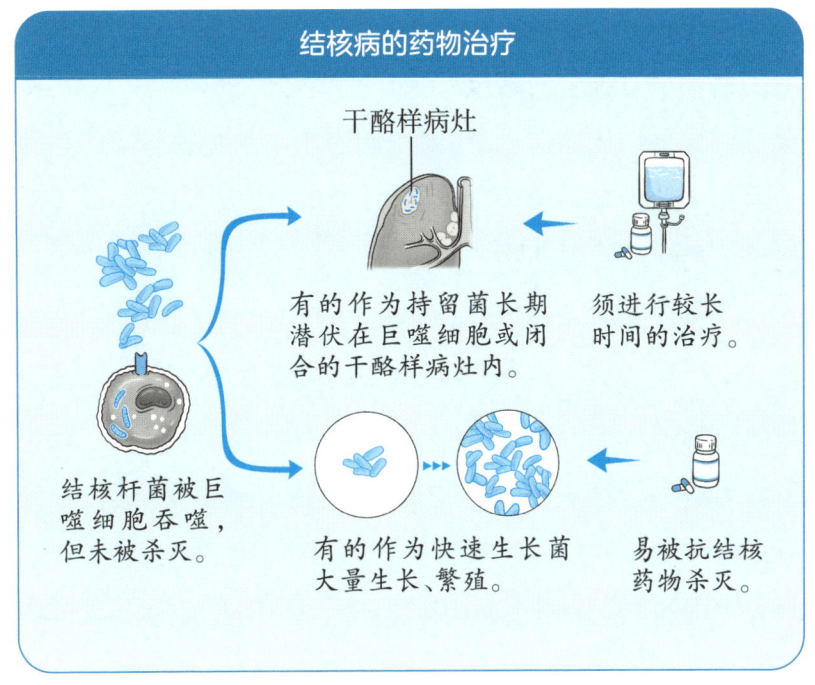

目前临床上常用的抗结核药物有以下几种:

异烟肼　异烟肼是关键性的抗结核药物之一。它能够渗入巨噬细胞,通过抑制细胞内外结核杆菌细胞壁中的分枝菌酸的合成,使结核杆菌丧失多种能力,如抗酸染色和增殖能力,最终导致结核杆菌死亡。异烟肼对生长旺盛的结核杆菌有杀灭作用,是一类重要的抗结核药物。

利福平　利福平也容易渗入巨噬细胞,通过干扰结核杆菌核酸和蛋白质的合成杀灭结核杆菌,也是关键性的抗结核药物,但是单独使用利福平治疗结核病可能会使结核杆菌迅速产生耐药性，因此必须将利福平与其他抗结核药物联用。利福平对细胞内结核杆菌具有较强的杀灭作用，对代谢缓慢或间歇性代谢的病菌，即长期潜伏于巨噬细胞或闭合的干酪样病灶内的持留菌具有明显的抑制作用，因此是巩固期抗结核治疗的重要药物。

乙胺丁醇 乙胺丁醇为抑菌药，仅对生长繁殖期的结核杆菌有作用，其对结核杆菌细胞壁的破壁作用可以有效加快其他药物进入细菌内的速度，提升细胞内的药物浓度。乙胺丁醇与其他一线抗结核药物联用，可以起到协同作用，并且可以延缓结核杆菌对其他药物产生耐药性的速度。

吡嗪酰胺 吡嗪酰胺为巨噬细胞内杀菌药，可以渗入巨噬细胞，并进入结核杆菌菌体内，抑制结核杆菌对氧的利用，从而影响其正常代谢，造成结核杆菌死亡。吡嗪酰胺与异烟肼、利福平和乙胺丁醇联用，可以起到协同杀菌的作用。吡嗪酰胺在炎症病灶的酸性环境中有较强的杀菌作用，因此作为急性期肺结核患者或炎症明显的肺结核患者的重要治疗药物。

各种呼吸系统结核病的用药原则

下面简要介绍一下各种呼吸系统结核病的用药原则。

肺结核 治疗药物敏感肺结核时，目前以异烟肼、利福平、乙胺丁醇、吡嗪酰胺四药联用为主。在强化期，需要四药联用。在巩固期或继续期,需要异烟肼、利福平两药联用。当然,并非所有对一线抗结核药物敏感的结核病患者都会选择这四种药物的抗结核方案,因为患者可能合并有活动性乙型病毒性肝炎或者糖尿病导致的视神经损害。在临床上,医生可能会调整治疗方案以更适合患者,即给予个体化治疗方案。这时患者需要把自己所患的其他疾病准确无误、毫无保留地告知医生。任何自行增药或减药的行为,都可能会增加药物的不良反应或影响治疗效果,是不可取的。

结核性胸膜炎 结核性胸膜炎的治疗药物与肺结核的治疗药物是一样的。但是在结核性胸膜炎强化期,可以根据病情适当延长疗程,如果短期内胸腔积液反复渗出或发热得不到缓解,可以适当进行激素治疗。结核性胸膜炎的抗结核治疗疗程要比肺结核的长,前者往往需要9~12个月,甚至更长时间。在结核性胸膜炎巩固期或继续期,需要异烟肼、利福平、乙胺丁醇三药联用。结核性胸膜炎患者还容易出现化脓性炎症,引起脓胸,这时治疗更困难,疗程更长。

结核性心包炎 结核性心包炎在药物治疗方案和疗程方面更接近结核性胸膜炎。在结核性心包炎强化期,需要异烟肼、利福平、吡嗪酰胺、乙胺丁醇四药联用,可以根据病情适当延长疗程。如果短期内积液吸收不理想,则需要更积极的激素治疗。不过激素的使用利弊、剂量与疗程应由医生全面考虑患者情况,斟酌与权衡后决定。结核性心包炎患者的抗结核治疗疗程比结核性胸膜炎患者的还要长,前者往往需要1年甚至更久。

抗结核药物会引起哪些不良反应

首先必须明确,任何药物都是有副作用的。抗结核药物引起的不良反应因个体差异而表现不同,主要有以下4种。

胃肠道反应

胃肠道反应较常见,表现为食欲减退、恶心,甚至呕吐、腹泻等。会导致胃肠道反应的常见抗结核药物有异烟肼、利福平、吡嗪酰胺,其原因是药物对消化道黏膜的直接刺激。为了减少药物对胃肠道的刺激,可以将部分药物分次服用或在睡前服用。

肝功能损害

会引起肝功能损害的最常见的抗结核药物为异烟肼、利福平、吡嗪酰胺等。尤其在与止痛药、感冒药联用时,更易导致肝功能损害。患者可以无任何表现,也可以表现为胃肠道反应。患者出现肝功能损害时,医生会在其治疗方案中找出最有可能引起肝功能损害的药物,让患者停用并避免在后期治疗方案中使用。一般停用可疑药物并使用保肝药物后,患者的肝功能会逐步恢复正常。

抑制造血功能

血细胞减少,机体的免疫力、耐力及止血功能等受影响,可能会导致患者出现感染、疲劳、出血等各种症状。抑制造血功能的抗结核药物主要是利福平。如果造血功能受抑制程度较轻,则患者可以暂时不停药,但需要加强血象检查;如果造血功能受抑制程度逐渐加重,则患者需要停用可疑药物。

视力、色觉等方面出现异常

抗结核药物可能会导致糖尿病患者出现视力、色觉等方面的异常,所以当医生不得不要求患者使用这些抗结核药物时,往往会让患者做眼科检查。会导致视力、色觉等方面异常的最常见的抗结核药物是乙胺丁醇。一旦出现视力、色觉等方面的异常,患者应当停用乙胺丁醇,并到眼科就诊。一般情况下,这种异常症状可以随药物的停用而缓解。

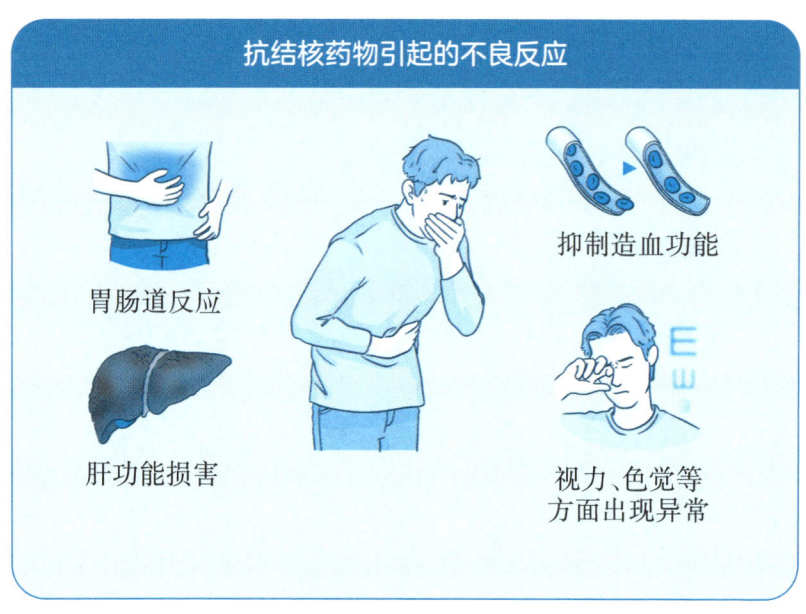

如何应对药物不良反应

一般结核病定点医院的专业结核病医生都是在全面考虑患者的情况、综合判断、深思熟虑后才开出抗结核药物的,这是适合患者的。

不过要注意的是,抗结核治疗毕竟需要多药长期联合使用,尤其是在前几个月的强化期,患者出现肝功能损害的风险较高,所以患者一定要配合医生做到定期复查。只有这样,患者才能及时规避药物不良反应或在其发生时早早地发现,从而避免出现不必要的更大损害。同时,患者一定要记住,只要出现不适,不管是哪一种,都不要"盲目坚持",应及时求助医生,或先停用药物,再及时就诊。

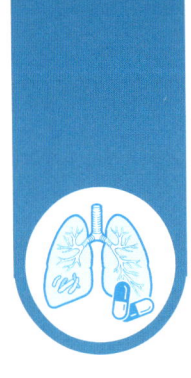

第二节 >>>
治疗期间的检查

结核病患者需要进行系统、规范的抗结核治疗。抗结核药物中有一些有肝毒性,有一些有肾毒性,有一些有血液系统毒性,还有一些会导致消化道不良反应,如恶心、呕吐,但大部分患者不会有特别明显的表现。这些不良反应往往具有剂量依赖性。上述不良反应可能不会在患者刚开始服用抗结核药物时出现,一般容易在服用2周之后出现。

因此,一般情况下,结核病患者服用抗结核药物2周和1个月后都必须到医院进行血常规、尿常规、肝肾功能检查(表4-1)。如果检查结果均正常,则患者只要以后每月复查1次即可;如果检查结果有异常,则医生会根据检查结果调整治疗方案。

抗结核治疗之后要进行定期复查,医生可以借此评估抗结核治疗效果和痰菌阴转的情况。一般情况下,抗结核治疗2个月后需要进行胸部影像学检查(如胸部CT检查、胸腔积液B超检查、心包B超检查等)。另外,还要进行3次痰涂片抗酸染色和3次痰结核杆菌培养。在疗程结束之前,还要进行1次胸部影像学检查。

当然,在随访过程中,如果患者病情有变化或者医生认为患者有必要进行其他检查,则患者应遵照医生的意见完成相关检查。

表4-1　治疗期间的检查项目及时间

	2周末	1个月末	2个月末	3个月末	5个月末	疗程结束当月
血常规检查	✓	✓	✓	✓	✓	✓
尿常规检查	✓	✓	✓	✓	✓	✓
肝肾功能检查	✓	✓	✓	✓	✓	✓
胸部影像学检查			✓			✓
痰涂片抗酸染色			✓		✓	✓
痰结核杆菌培养			✓		✓	✓

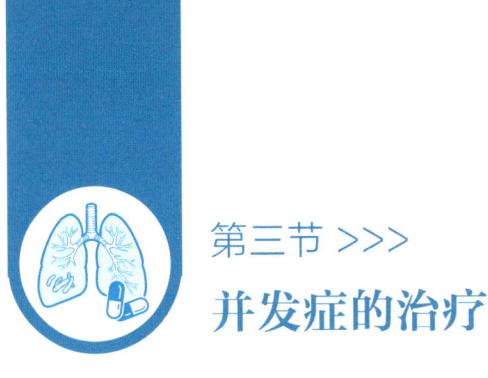

第三节 >>>
并发症的治疗

肺结核并发症的治疗

肺结核并发症的治疗原则是尽可能早地诊断和治疗肺结核,在组织损伤最小的时候逆转它。

治疗支气管形态结构改变引起的病症

结核感染容易导致组织破坏,以及支气管和肺发生形态结构的改变。气管支气管结核会造成支气管损伤,出现支气管扩张。支气管严重损伤,瘢痕修复后支气管管腔会变得狭窄,导致分泌物不能很好地排出,从而引发反复感染、肺炎。若支气管严重狭窄,则相应的部分肺组织会失去呼吸功能,导致肺不张。若大的主要气道闭塞,则肺功能会严重受损,导致肺功能衰竭,即呼吸衰竭(自觉呼吸不畅,干一点点体力活就觉得费力,动一动就"大喘气")。

发生肺炎时要使用抗生素,发生呼吸衰竭时可以通过吸氧来缓解症状。但若肺炎或呼吸衰竭是由支气管结核引起的,则患者都得进行支气管结核治疗。

支气管结核有时候很隐蔽,在危害不大的时候患者甚至都感觉不到它的存在。薄层CT检查、早期支气管镜检查和有经验的医生是发现支气管结核的有效保证。确诊支气管结核后要坚持多次支气管镜治疗,同时要适当延长疗程,这样才能避免或减少因支气管结核导致的肺不张、呼吸衰竭等一系列后遗症,避免出现结核病治好了但生活质量仍然很差的结果。

治疗结核空洞引起的感染

肺组织破坏后会出现无法修复的空洞,空洞是没有呼吸功能的,还会"藏污纳垢"、反复感染,这时候患者就需要进行抗生素治疗。

降低大出血的风险

肺组织破坏过程中难免会出现血管损伤,从而导致出血,即咳血、咯血。大血管损伤会导致患者大口咯血,甚至因血块来不及咳出而窒息、死亡。若短时间内大量出血,很多人由于得不到及时救治而丧命。因此,对于咳血,无论血量多少,都不要大意,有经验的医生会建议患者做血管造影

CT,早点儿找到"肇事"的血管,提前做血管介入手术"封堵"它,这样就可以大大降低大出血的风险。

结核性胸膜炎并发症的治疗

单纯的渗出性胸膜炎只表现为胸膜腔内液体增多,但这些液体会在一定程度上压迫肺,导致呼吸功能减弱。大量的胸腔积液会严重压迫肺,导致一侧肺呼吸功能严重受损,甚至丧失,患者会感到明显的气短、胸闷、活动耐力下降,不过经胸腔穿刺抽取胸腔积液后症状很快就会好转。但因渗出液中含有大量纤维蛋白,若引流不彻底,则纤维蛋白会沉积在胸膜腔内,像水泥一样把两层胸膜黏合在一起,同时胸膜失去弹性,肺的扩张大受影响,一部分呼吸功能永久丧失(这是并发症之一),这时候患者就需要通过手术把这层"水泥板"拆除。

有些患者虽没有形成"水泥板",但长期不能被吸收的胸腔积液里的结核杆菌会大量繁殖,导致胸膜发生化脓性改变,形成结核性脓胸,向内可"蚀穿"肺组织,形成结核性支气管胸膜瘘,患者会整天咳嗽、发热、喘息,生活质量受到严重影响;向外可"蚀穿"胸壁,形成窦道、瘘口,长期流脓,患者会无法正常工作、生活。结核性脓胸患者需要更多、更强的抗结核治疗药物及更长的疗程,同时要加强外科手术引流,反复进行胸腔内药物冲洗。若出现结核性胸膜瘘,则治疗会更加困难和棘手,此时即使采取手术治疗,效果也不理想,所以早期积极治疗结核性胸膜炎才是避免并发症的最有效手段。

结核性心包炎并发症的治疗

心包是心脏的包膜,因此心包疾病主要影响心脏的功能,会导致心功能不全,进而引发一系列症状。

若心包炎渗出液急速大量积蓄,使心包腔内压力迅速上升,则会导致心脏压塞,临床上称之为心包填塞。这时候,心脏的扩张明显受限,肺静脉里的血液不能很流畅地进入心脏,肺血管会出现淤血,甚至血浆渗出到肺泡,引起肺水肿,从而导致呼吸困难、呼吸衰竭。此外,心脏扩张受限会导致全身静脉血不能顺利地回流到心脏,从而引起全身静脉淤血。水会从低垂部位渗到组织内,导致水肿,患者先出现下肢肿胀,后慢慢出现肝大、腹腔积液、胸腔积液,甚至头面水肿等。同时,心脏不能把足够多的血液泵入主动脉,排血量减少,动脉血压下降,患者甚至出现循环衰竭而发生休克,可能有生命危险。

结核性心包炎的并发症看起来很可怕,但治疗起来并不复杂,只要做心包穿刺术,把多余的积液抽出来即可。

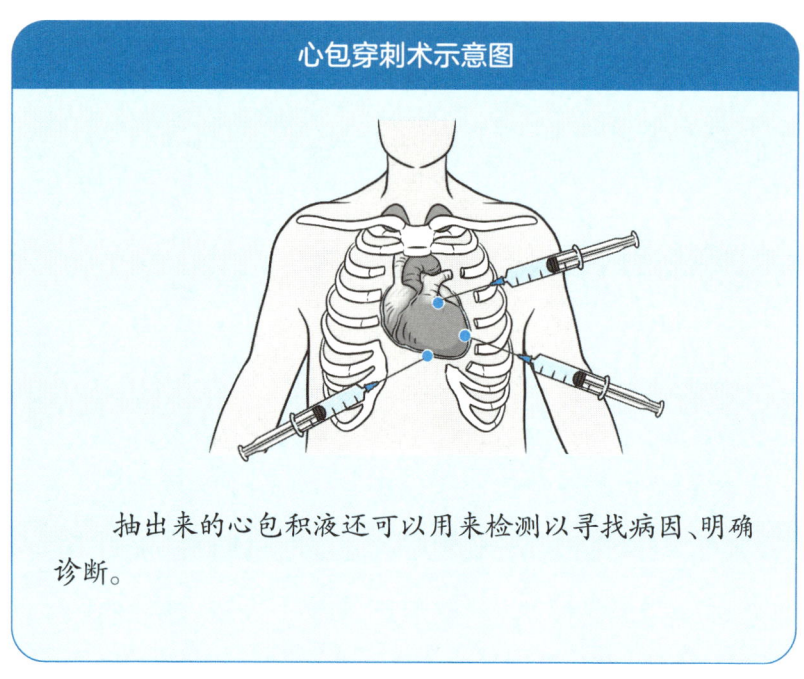

心包穿刺术示意图

抽出来的心包积液还可以用来检测以寻找病因、明确诊断。

与结核性胸膜炎不同,结核性心包炎发展为脓性心包积液的病例并不常见。与结核性胸膜炎类似,结核性心包炎渗出液中存在大量纤维蛋白,心包脏层与壁层很容易粘连在一起,导致缩窄性心包炎,进而导致心脏压塞。缩窄性心包炎导致的改变是永久的、不可逆的,这时候患者就需要接受心包剥离术。

据报道,若不对结核性心包炎进行治疗,则缩窄性心包炎的发生率接近100%,所以早期更积极的治疗才是避免结核性心包炎并发症的最有效手段。即使经过规范的有效抗结核治疗,缩窄性心包炎的发生率也接近50%,所以对于结核性心包炎,需要内科、外科医生联合诊治,外科医生定期评估患者是否需要手术治疗,内科医生配合调整药物治疗方案。

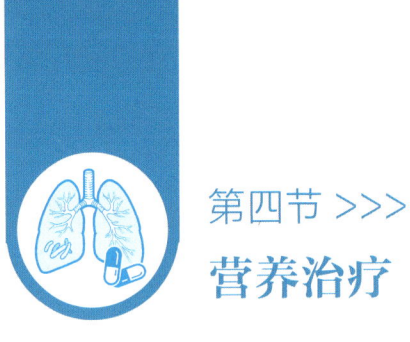

第四节 >>> 营养治疗

营养不良是结核病发生的一个危险因素,因为营养不良者的细胞免疫功能低下,对结核杆菌的抵抗力也相对较差,所以结核病患者往往自身就存在营养不良的问题。同时,结核病是一种慢性消耗性疾病,因此结核病患者往往存在一定程度的营养不良。显然,结核病患者需要重视营养治疗。

如何评估患者的营养状况

评估患者营养状况的指标主要有体重指数(BMI)和血清白蛋白。BMI(kg/m^2)等于体重与身高的平方的比值,当BMI<16 kg/m^2时,它与呼吸道感染和结核病的发病率明显相关。据报道,在结核病患者中,有51%的患者的BMI<16 kg/m^2。血清白蛋白是另一个直观的指标,在血液检查、肝功能检查结果中都能看到它。若血清白蛋白水平低于35 g/L,则提示内脏蛋白不足,患者需要补充蛋白质。

结核病患者该如何进行营养治疗

饮食补充

补充营养的原则是能通过饮食补充就尽量通过饮食补充,适当增加荤菜(即肉、蛋、鱼、虾、蟹等)的摄入量。即使是素食者,也要注意调整饮食结构,全面均衡地摄入营养物质。

治疗贫血

部分患者的BMI和血清白蛋白水平可能都不低,仅血常规检查结果提示贫血(血红蛋白水平降低),这时候患者就要多吃红肉,必要时还应口服叶酸和铁剂以促进血红蛋白的合成。

补充电解质

还有些患者总觉得食欲不佳、全身乏力,此时要注意检查血清电解质。如果血钾、血钠浓度降低,患者就要适当补充盐分,多吃新鲜的蔬菜和水果。

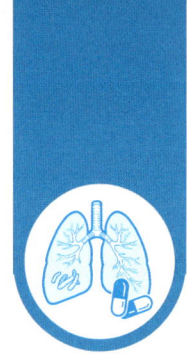

第五节 >>>
呼吸系统结核病的预后

肺结核患者若能得到早期发现、及时诊断、规范治疗,一般预后良好。初治肺结核患者,及时进行规范治疗,治愈率可以达到85%以上;复治肺结核患者,及时进行规范治疗,治愈率可达75%以上;耐药肺结核患者,尤其是耐多药肺结核患者,预后较差,治愈率为50%~80%。肺结核合并糖尿病、硅肺及免疫功能受损患者的疗程需要延长。

结核性胸膜炎患者若能得到早期诊断和规范治疗,则大多预后良好。若诊断延误或患者不接受规范治疗,则结核性胸膜炎可转变为慢性包裹性胸膜炎,或发展为结核球,甚至结核性脓胸。

结核性心包炎患者预后是否良好取决于以下几个方面:

❶ 诊断是否及时,用药是否规范。

❷ 心包积液是否彻底被清除。

❸ 急性期是否合并使用糖皮质激素。

❹ 对于缩窄性心包炎患者,是否进行早期手术治疗。

第 5 章

呼吸系统结核病的日常生活指导

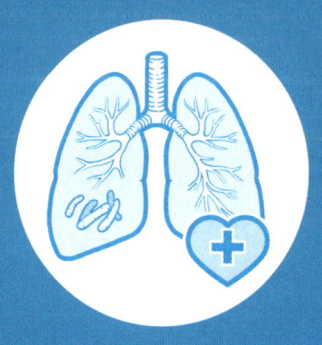

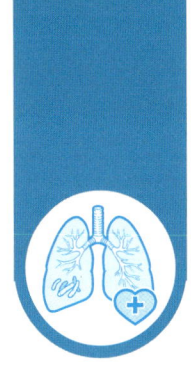

第一节 >>>
了解结核病的基本防治知识

呼吸系统结核病是一种由结核杆菌引起的呼吸道传染病。痰菌阳性患者通过咳嗽、打喷嚏、大声说话时喷出的飞沫将结核杆菌传播给他人。结核杆菌侵入人体后,这个人并不一定会发病,只有当其抵抗力下降时,才可能成为结核病患者。因此,我们应当有良好的社交礼仪,不随地吐痰,减少结核杆菌的传播机会,在公共场合应当尽量保持合适的社交距离,必要时佩戴口罩。

得呼吸系统结核病后,必须配合医生,坚持规范服药(尤其要坚持全疗程服药),这样绝大部分患者是可以治愈的。但若患者不规范服药(包括中断治疗、间断服药、提前结束服药等),则治愈率不到50%,同时会导致耐药菌的产生和其他并发症的发生,治疗难度增加,且治疗费用明显增加。

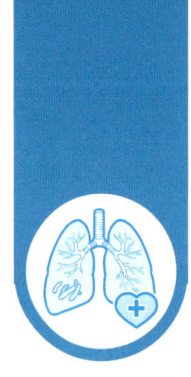

第二节 >>>
加强健康生活习惯的管理

在结核病防治工作中,加强健康生活习惯管理的作用是不容忽视的,因此我们必须重视结核病患者的健康生活习惯管理。

保证营养

呼吸系统结核病是慢性消耗性疾病,在病程中患者会消耗大量能量和营养,身体抵抗力下降,故在饮食上应注意以下几点:

❶ 适当多吃富含优质蛋白质、维生素和钙的清淡、易消化食物,如鸡蛋、牛奶、豆制品、瘦肉、贝类、食用菌、新鲜蔬菜和水果等。食物应多样化。不可偏食。

❷ 注意食物的色、香、味、形,以增进患者食欲。

❸ 不吃刺激性食物,不吸烟,不喝酒。刺激性食物易导致咳嗽,加重结核病症状。吸烟会直接损伤呼吸道的防御机能,加速药物代谢,抑制人体对抗结核药物的吸收与利

用,从而影响治疗效果。酒精主要通过肝脏代谢,若患者在治疗期间饮酒,则易导致肝功能损害并增强药物的毒副作用。

睡眠充足

睡眠充足,能促进身体机能的恢复,增强抵抗力。

适当运动

肺结核患者可以适当运动,因为运动可以改善呼吸系统功能,增加肺通气量,增强食欲,促进消化液分泌,尤其可以提高免疫力。肺结核患者不宜剧烈运动,应该选散步、打太极拳、慢跑等运动方式,每周运动2~3次比较适宜。重症患者,有浆膜腔积液(如胸腔积液、腹腔积液)的患者,血行播散性肺结核伴高热或本身咳血的患者,都不宜运动。肺结核患者要根据身体状况选择适宜的运动方式,运动量以运动后不感到过度劳累为标准。

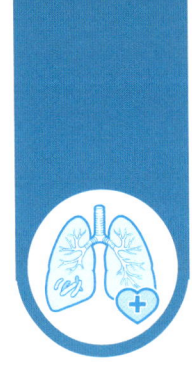

第三节 >>>
合理隔离，加强防护

呼吸系统结核病患者会通过呼吸排出结核杆菌，因此最好独居在空气流通、阳光充足的房间内，进行家庭内相对隔离，尽量少与他人（特别是幼儿）接触，不到公共场所活动，不随地吐痰。

肺结核患者的家属及其密切接触者定期（每3～6个月）进行胸部影像学检查，必要时进行痰化验以明确是否被感染。

对于健康者来说，身边有结核病患者时，应做到以下几点：

❶ 接种疫苗，这是预防疾病的一种有力武器。在我国，新生儿免费接种卡介苗，这可以有效预防儿童重症结核病的发生，但接种后的儿童仍不能完全避免被传染。

❷ 房间要经常开窗通风，尤其是人员密集的场所，如教室、集体宿舍等。

❸ 当要进入高风险场所如医院、结核科门诊时，建议佩戴医用防护口罩。

❹ 提高自身免疫力。虽然结核病是一种传染病,很多人都会感染结核杆菌,但感染者一生发生结核病的概率只有10%。感染者发病与否与其免疫力强弱密切相关。所以,我们要养成良好的生活作息习惯,做到饮食均衡、劳逸结合,保证充足的睡眠,保持愉悦的心情,提高自身免疫力。一旦患有影响免疫力的疾病,一定要定期筛查结核病。

第 6 章

结核病的预防

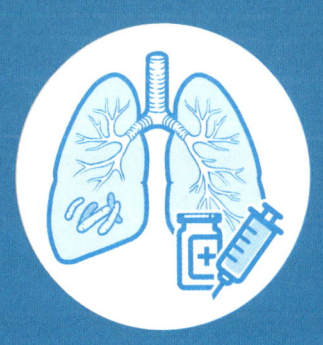

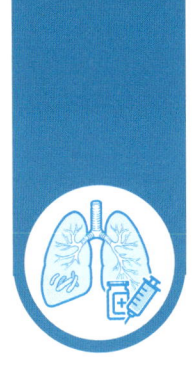

第一节 >>>
卡介苗接种

预防结核病要"从娃娃抓起"。新生儿及婴幼儿由于肺部先天免疫功能较弱,在感染结核杆菌后容易出现结核杆菌在体内大量生长、繁殖的现象,疾病进展较快,易出现血行播散性肺结核和结核性脑膜炎等重症表现。因此,预防结核病的重中之重是新生儿在出生后24小时内完成卡介苗接种。所接种的卡介苗由减毒的活的牛分枝杆菌制备而成,接种卡介苗的目的是让人体的免疫系统"记住"分枝杆菌的模样,当人型结核分枝杆菌入侵时,免疫系统能尽快识别危险并启动防御机制以清除病原菌。新生儿接种卡介苗意义重大,可以显著降低结核病的发病率,特别是0~5岁小儿结核性脑膜脑炎及血行播散性肺结核的患病率和死亡率。

当然,我们也要知道免疫系统对于卡介苗的"记忆"不是终生的,一般认为卡介苗的保护作用能够维持10~15年。随着时间的流逝,疫苗诱导的保护效果会不断减弱直至消失。

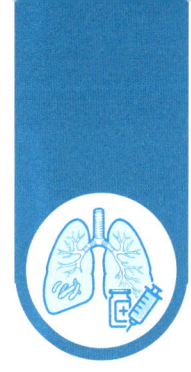

第二节 >>>
识别结核潜伏感染

结核感染者中,将有5%~10%会发展为结核病患者,免疫功能低下人群、高危人群的发病风险更高。国内外有大量研究结果证实,预防性治疗对感染了结核杆菌的高危人群具有保护作用,是预防结核病的主要措施之一。对结核感染者开展预防性治疗是显著降低感染者结核病发病风险和发病率的直接手段,因此我们需要早期识别结核潜伏感染,了解结核潜伏感染的高危人群和重点人群,并启动结核潜伏感染的预防性治疗。

结核潜伏感染是指机体对结核杆菌抗原刺激产生持续的免疫应答,但没有任何活动性结核病的临床证据。其具体表现为结核菌素皮肤试验、重组结核杆菌融合蛋白试验或γ干扰素释放试验结果呈阳性,但肺部或其他器官及组织没有结核病可疑症状,且胸部CT检查结果中未见活动性肺结核病变特征,痰病原学检查结果呈阴性。

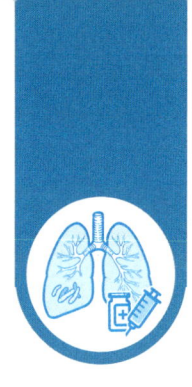

第三节 >>>
结核潜伏感染的高危人群和重点人群

感染结核杆菌的人很多,但对所有人进行预防性治疗,不仅费用巨大,管理困难,还要承担严重药物不良反应的风险,因此需要确定结核潜伏感染的高危人群与重点人群,对这些人群开展预防性治疗,以降低结核病发病风险以及由发生结核病带来的危险。

高危人群

结核潜伏感染的高危人群是指由于存在某些危险因素,感染结核杆菌后发生活动性结核病的风险显著高于其他潜伏感染人群的人群,主要包括以下几类:

❶ 与病原学检查结果呈阳性的肺结核患者密切接触的婴幼儿、青少年、老年人。
❷ HIV感染者及其他有免疫缺陷疾病者。
❸ 硅肺或肺尘埃沉着病患者。
❹ 长期进行血液透析者。

❺ 长期接受抗肿瘤坏死因子治疗者。
❻ 长期使用免疫抑制剂者。
❼ 准备进行器官移植术的患者。
❽ 糖尿病患者或血糖控制不良者。
❾ 5年内未接受规范抗结核治疗的非活动性结核病患者。
❿ 其他经临床评估存在高发病风险者。

重点人群

结核潜伏感染的重点人群是指因为工作或居住环境等感染结核杆菌的风险高,发病后易导致社区传播的人群,主要包括以下几类:

❶ 学生及教职员工。
❷ 监管场所的工作人员及被监管人员。
❸ 医疗卫生机构的医务人员,特别是呼吸科、结核科、感染科、急诊科、儿科的医务人员。
❹ 其他经临床评估存在感染及高发病风险的人。

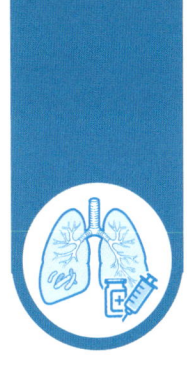

第四节 >>>
结核潜伏感染的预防性治疗

需要对结核潜伏感染的高危人群和重点人群采取抗结核化学药物或生物制剂预防性治疗等措施,以降低这类人群发生活动性结核病的风险。

化学药物预防性治疗方案(表6-1)

❶ 单用异烟肼,每天1次,疗程为6~9个月。
❷ 异烟肼和利福喷丁联用,每周2次,疗程为3个月。利福喷丁对儿童的疗效和安全性的研究数据有限,该方案建议5岁以上人群使用。
❸ 异烟肼和利福平联用,每天1次,疗程为3个月。
❹ 单用利福平,每天1次,疗程为4个月。实验室确认的对异烟肼耐药或其他不宜使用异烟肼者,可接受4个月的利福平治疗方案。

对于要进行器官移植或用抗肿瘤坏死因子进行治疗的患者及无家可归者,疗程较短的治疗方案更为合适。

表6-1 结核潜伏感染化学药物预防性治疗方案

治疗方案	药物	剂量				用法	疗程
		成人/(mg/次)		儿童			
		体重<50 kg	体重≥50 kg	体重/kg	最大剂量/(mg/次)		
单用异烟肼	异烟肼	300	300	10	300	每天1次	6~9个月
异烟肼和利福喷丁联用	异烟肼	500	600	10~15	300	每周2次	3个月
	利福喷丁	450	600	10（>5岁）	450（>5岁）		
异烟肼和利福平联用	异烟肼	300	300	10	300	每天1次	3个月
	利福平	450	600	10	450		
单用利福平	利福平	450	600	10	450	每天1次	4个月

生物制剂预防性免疫治疗方案

目前市场上可供使用的产品为注射用母牛分枝杆菌,适用于15~65岁的结核潜伏感染者。

规格:复溶后1 ml/瓶。

剂量:每次每人用的剂量为1 ml,内含母牛分枝杆菌菌体蛋白22.5 μg。

用法:每次用1 ml灭菌注射用水稀释本品1瓶,摇匀后于臀部肌肉深部注射。

根据产品说明书,推荐每次给药1瓶,间隔2周给药1次,共给药6次。

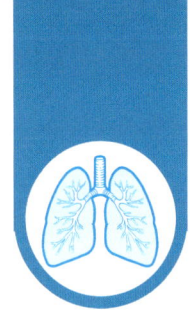

附录 >>>
呼吸系统结核病常见问题

1 已经按规定完成疗程,但通过胸部CT检查发现病灶还没完全吸收,接下来该怎么办?

抗结核治疗疗程结束时,痰菌已经阴转,胸部CT检查结果显示病灶吸收明显,但还遗留了一些,这是正常现象。停药后肺部的病灶会被进一步吸收,这被称为影像学改变滞后现象,患者不必对此过于担心。另外,有部分陈旧性病灶会持续存在,不能被完全吸收,患者只要定期复查就可以了。

2 结核性心包炎患者什么时候手术合适?

结核性心包炎患者选择合适的手术时机非常重要,过早手术达不到治疗效果,过迟手术会引起许多并发症。一般认为,在结核性渗出性心包炎早期以使用抗结核药物及糖皮质激素为主。经过一段时间的治疗,患者的心包膜增厚、粘连并发展成缩窄性心包炎时,可考虑做心包剥离术。结核性渗出性心包炎患者若反复出现心包积液,或出现大量心包积液,导致心脏压塞,或在抗结核治疗4~6个月后体循环静脉压持续升高,则可考虑手术治疗。

3 得了肺结核,能结婚吗?

绝大多数肺结核患者是可以结婚的,但在什么时候结婚是需要慎重考虑的。肺结核患者在选择婚期时一定要慎重,结婚会使患者各方面的负担加重,从而影响治疗效果,尤其是女性患者,婚后妊娠更会使病情恶化。排菌的患者还可能把结核病传染给配偶。经过规范治疗的患者,可以在痰菌阴转、病灶稳定后咨询医生是否可以结婚。

4 肺结核会遗传吗?

肺结核是一种传染性疾病,不是遗传性疾病,所以不会遗传。但是常见结核病发病呈现家族聚集现象,这是由共同生活、密切接触引起感染所致的,而不是由遗传因素所致的。

婴儿的先天性结核病与母体妊娠期患有结核病有关,是在母体子宫内感染的结核病。胎儿在母体内可以通过以下两种途径感染。

❶ 血行感染：这是母体全身性血行播散的结果。通过血液感染胎盘，再通过脐静脉感染胎儿。

❷ 消化道感染：胎儿将含结核杆菌的羊水咽下后，其消化道产生结核病变。这种感染较为少见。

从以上两种途径可以看出，先天性结核病并不是由遗传因素导致的，而是由母体内存在的结核杆菌使胎儿受感染所致的。

5 结核病患者能生育吗？

女性患者在确诊结核病后应暂缓怀孕计划，因为怀孕后身体会出现很大变化，如新陈代谢加快，内分泌改变，心肺负担加重，妊娠早期出现恶心、呕吐等反应，这些都会影响身体对营养的吸收和利用。另外，分娩和产后哺乳更会给患者造成巨大的消耗及负担。绝大多数抗结核药物对胎儿有影响，从优生优育的角度考虑，结核病患者暂缓怀孕计划是极为必要的。假如患者在怀孕后发现自己得了结核病，发现时若怀孕不到2个月，则首先应考虑终止妊娠；若已怀孕3个月以上，则应咨询妇产科和结核科医生。如果患者结核病不严重，没有其他器官的并发症，可以耐受妊娠和分娩的负担，且胎儿发育正常，则患者可以继续妊娠，并继续进行抗结核治疗,但必须在医生严格指导下慎重用药,因为有些药物有致畸作用。如到临产时结核病仍未痊愈,产后患者应尽量避免哺乳,否则会加重自身负担,导致病情恶化,治愈时间延长。产后患者应进行一次全面检查,以确认病灶好转程度及结核杆菌是否有播散。

男性患者在服药期间应避孕,停药后亦应避孕6个月;女性患者在服药期间也应避孕,停药后根据病情、遵医嘱备孕。

6 哪些人易患结核病?

抵抗力低下的人群是结核病的易感人群,包括婴幼儿、老年人、HIV感染者、硅肺患者、免疫抑制剂使用者、慢性肾脏病等慢性疾病患者、血糖控制不理想的糖尿病患者、刚移居到某地的居民,以及生活贫穷、居住环境拥挤、营养不良者。

7 是不是所有结核病都具有传染性?

不是所有类型的结核病都具有传染性,也不是任何一个结核病患者都具有传染性。相对来说,肺结核中的某些类型常常具有传染性,而单纯肺外结核(如骨结核、结核性脑膜脑炎等)则不具有传染性。

由于肺脏与外界相通,在肺结核发展、恶化或形成空洞的过程中,病变中的结核杆菌大量繁殖,通过支气管排出体外,造成结核杆菌传播,这样排菌的肺结核患者才具有传染性。但当患者治愈后,他就不再具有传染性了。用来衡量和判断患者是否具有传染性最简便、最可靠的检查就是痰涂片抗酸染色。如果结果呈阳性,则认为患者具有传染性,或称之为传染源。传染性肺结核患者传染性最强的时间是在发现及治疗之前,因此应当重视早期发现和正确、及时治疗传染源。

 与结核病患者接触后,怎样知道自己是否被传染了结核病?

如果身边有肺结核患者,或与结核病患者有较密切的接触史,则要注意防护和定期体检。如果有不适症状,则应尽快就诊,即使没有不适症状,也应定期做检查(每6个月或1年1次),如胸部X线摄影。若因接触患者导致结核潜伏感染检测结果呈阳性,则应及时到结核病医院或结核病防治所就诊,必要时进行预防性治疗。

9 痰涂片抗酸染色结果呈阴性的患者还有传染性吗?

由于留痰具有随机性,或者痰菌较少及阳性检出率有限,不一定能在肺结核患者的痰中查到结核杆菌。一半以上患者的痰涂片抗酸染色结果呈阴性,所以一次痰涂片抗酸染色结果呈阴性只能表明在所检测的样本中没有查到抗酸杆菌,并不代表患者无传染性。

10 肺结核可以彻底治愈吗?

患肺结核后,一定要到结核病专业医疗机构(包括结核病医院、结核病防治所、疾病预防控制中心的结核病防治科)接受规范治疗,并保证足够的疗程。绝大多数结核病是可以彻底治愈的,不影响身体健康,患者治愈后可以正常结婚、生育。